近代名医医著丛书

女科医学实验录

实验录

王慎轩 著

楼航芳 校注

中国中医药出版社

·北京·

图书在版编目（CIP）数据

女科医学实验录 / 王慎轩著；楼航芳校注 .—北京：中国中医药出版社，2018.12（2020.1 重印）

（近代名医医著丛书）

ISBN 978-7-5132-5346-8

Ⅰ.①女⋯　Ⅱ.①王⋯　②楼⋯　Ⅲ.①中医妇科学—中医临床—经验—中国—现代　Ⅳ.① R271.1

中国版本图书馆 CIP 数据核字（2018）第 264067 号

中国中医药出版社出版

北京经济技术开发区科创十三街 31 号院二区 8 号楼

邮政编码　100176

传真　010-64405750

三河市同力彩印有限公司印刷

各地新华书店经销

开本 880×1230　1/32　印张 4.75　字数 99 千字

2018 年 12 月第 1 版　2020 年 1 月第 2 次印刷

书号　ISBN 978-7-5132-5346-8

定价　29.00 元

网址　www.cptcm.com

社 长 热 线　010-64405720

购 书 热 线　010-89535836

维 权 打 假　010-64405753

微信服务号　**zgzyycbs**

微商城网址　**https://kdt.im/LIdUGr**

官 方 微 博　**http://e.weibo.com/cptcm**

天猫旗舰店网址　**https://zgzyycbs.tmall.com**

如有印装质量问题请与本社出版部联系（010-64405510）

近代名医医著丛书
编委会

目录

第一集

第二集

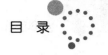

第三集

第四集

第一集

王慎轩 著

门人

曹三省　陆志英　管桂芬
宋文玢　俞步卿　樊慧珍
樊须钦　汪锦珍　董志祥
涂淑钦　许倚文　张又良　同辑

赵瀛洲先生序文

范文正公曰：不为良相，当为良医，诚以良相救国，良医济人，其功实相同也。矧乎研精阐微，著书立说，垂于后世，功尤宏也。吾友王慎轩先生，邃于医理，尤擅女科，以济世活人之余，著女科医学之书。已出版者，二十余种，风行海内，有口皆碑。良以古来之工于著述者，往往徒泥古法而不知变通，虽有神妙之论，终鲜实用之益。繁于诊治者，往往酬应冗忙，而不遑著述，虽有经验之学，苦无遗传之书。惟先生素无嗜好，研究不辍，视疾之外，辄事著作，夜以继日，乐此不倦。故其立言也，尽从经验而来，既无迂曲悠谬之论，亦无怪僻肤浅之谈，抉理虽深，说理弥近，虽不知医者读之，亦能领悟焉。今又以其历年经验之方，治验之案，撷取精华，汇集成编，颜曰《女科医学实验录》。不特女科秘术，和盘托出，且于中国医学，大有发明，洵为医界实用之书，女界必需之实也。苟能人人读此，必能使海内妇女之病，尽得救疗之方。有功于世，岂浅鲜哉，是为序。

民国十八年一月一日　古吴赵瀛洲序于沪上爱读庐

顾允若先生序文

　　慎轩先生著述《女科医学实验录》既竣，宋生爱人记之以序，所以纪实也。先生乃修书道谢，并问序于余。书中有云：得陇望蜀，不识同仁亦笑我贪耶。余曰：此贪之不伤廉者也，先生能贪人所不能贪，并贪人所不愿贪，是贪亦何尝为大德累。余知近世之所谓沉溺于贪者矣，其上也者，贪之以要权厚禄；下也者，贪之以声色财货；尤其甚者，蝇营狗苟，巧取智夺，而又文饰己过，以廉自居。此世风之所以日下，而洁身自好者所以以贪为切戒钦。若谈道讲学，降尊下问，则余实罕见。抑若我能是，是亦足矣，我何为贪求于彼，以伤我之廉。是人之所不能贪，且不愿贪者，而先生独贪之，此余之所以嘉许先生之贪也。先生医学，冠绝吾吴，治百科固无不工，而今独以《女科医学实验录》问于世，或者以妇女隐微，其疾疢之繁苛，有十百倍于男子乎。譬诸伤寒杂病，凡男子之所有者，妇女固无不无之；而胎产经带，凡妇女所独有者，为男子所必无。先生之以女科书问世者，所以概百科而言也。先生性诚笃，绝鲜虚伪，书籍纪述，益信为确有其事。而吾吴男女老幼，沐先生再造深恩者，固已口碑载道，无烦余之赘述，惟博问好学，虚怀若谷，不独学有可传，即行又可嘉。余固深恶世人之伤廉而好贪焉，而独于先生，则又惟恐其贪之不好耳。子舆氏有言曰：我非生而知之者，好古敏以求之者也。余即

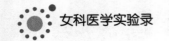

以此求字为贪字之解。先生英年博学，声誉医林，将来造诣，与日俱增，余将何繇而卜之。将以先生之若何好贪以卜之矣。先生乎，幸勿以贪谓伤廉焉。

宋爱人先生序文

　　望闻问切，补泻温凉，医之为学。一以贯之，固无所谓若者为内科，若者为外科，若者为儿科与妇科也。自王肯堂《六科准绳》编纂成书后，而医之分科乃始。或者谓后世学者，穷经研古，火候功深，远不及古人之精博，乃有精于此者，或绌于彼，则与其博而难精，莫若专一易工，此医之分科所繇来欤。然而此论不独不明医科虽殊，而医理实一，内科外科，不外乎望闻问切，补泻温凉，即儿科妇科，亦何尝越此望闻问切，补泻温凉。夫岂有望闻问切，补泻温凉，其临时制宜，善于内科者，独不善于外科，善于儿科者，独不善于妇科。况《灵枢》《素问》《伤寒》《金匮》《千金》《外台》等经典，而能参解透澈，运用自如者，则万病莫能越其范围。故精于此者，岂有绌于彼，不然，绌于彼者，必不能精于此。此理一经说破，虽愚者亦知其非，更不可以此衡吾王子慎轩之著妇科书焉。王子医学，固深究乎《灵枢》《素问》《伤寒》《金匮》《千金》《外台》等经典，而根深蒂固者，故其为学，贯澈靡遗。固不论其为内科，为外科，为妇科，但知望其色，闻其音，问其所苦，切其脉情，虚者补之，实者泻之，寒者温之，热者寒之，心领神会，洞垣一方，而其取效，则又立竿见影，其实至名归，亦宜也。然而王子之著述妇科书者，非为妇科书也。病为妇人女子，而其学理，则无不一贯也。其望闻问切，补泻温凉，用之于妇人女子而效，用之于内外各科亦无不效，且用之于今日而效，即用之于千百年后亦无不效，吾可断言也。王子既著述妇科各书于前，今春又有妇科实验录继之于后，王子诚心诚寿世哉。夫医学之真凭实据，千古不磨者，厥为实验，有实验则民食其德，而信望乃孚。然而医之通病有二：其有是非实验，竟敢妄谓验案，炫奇夸能，淆惑观听，此其一；又有历经实验，视为秘宝，终不宣露，卒至苍桑世变，青囊失传，此其二。此二者，用心相反，而厥罪维均，然又未可以论王子之妇科实验录焉。王子之妇科实验录，其事实确凿，说理精详，处方审密，奇验昭著，记述则极其翔实，志趣则力尚公开。凡精于医学者，诵此一卷，尽可有目共赏，即未明医学者，亦可开卷有益，良以义精辞达，各擅其美者也。噫，近世之善于望闻问切，补泻温凉，有几人哉，吾于王子得其人矣。书成之日，乐为之序如此。

吴江桐华里爱人宋翼时客吴门胥江顾氏医庐

祝怀萱先生序文

治病难，治女科病尤难，故昔人有宁治十男子，莫治一妇人之叹。著医案易，欲确实经验，信而有征者不易。此恽师铁樵，尝于《药盦随笔》中概乎言之。近贤医案，惟《归砚录》《诊余集》诸书，能朴实说理，不蹈虚诞之弊，最有裨于后学。山阴王君慎轩，予金兰交也，曾以第一名卒业上海中医专校，复从名医丁甘仁先生游，见闻既广，造诣益深，对于女科证治，尤具心得，悬壶吴门，以带下医驰名遐迩，迭愈危症，声誉鹊起，四方学子，登门而请业者踵相接。盖实至名归，非偶然者。顷者出其所著女科实验录问序于予。予不文，何敢序君书，第念风雨鸡鸣，鞭策相励。君独好学深思，灵机善悟，竟有此特殊之成绩，钝质若予，望尘莫及，良自愧恧。因不揣谫陋，谨书数语，以志钦迟。至本编治验诸案，辨证之精，用药之活，有目者当共赏识，毋俟予之赘述也，是为序。

民国十八年岁在己巳莫春，弟祝绍钧怀萱氏谨序

验 案

1. 虚劳不孕治验

表兄谢炳如，年将五旬，膝下尚虚，伯道无儿，时兴感叹。且其续弦之妇，又沾虚劳之恙，咳呛音喑，形瘦肉脱，潮热自汗，几濒于危。甲子之春，适余应绍兴敦源钱庄之出诊，邀往医治。余谓病势已笃，恐难挽救，姑念戚谊，勉与拟方。用沙参、山药、阿胶、兜铃、牛蒡、甜杏、川贝、荸荠、淮麦、秫米、功劳叶、合欢皮、玉蝴蝶、冬虫夏草，连服十余剂，咳呛大减，音声渐扬，潮热已退，自汗亦止。嗣余又应绍兴下大路陈府之出诊，再往诊治，仍以前方加减，重用补脾之药，为培土生金之计。再服十余剂，竟获痊愈。后因多年不育，委拟种子之方。余谓种子之法，当先审其体质，察其缘故，使其身无纤微之疾，然后再服种子之药，自然螽斯衍庆矣。遂为详细诊察，拟以妇科八珍汤，去川芎、白术、党参，加沙参、丹参、阿胶、杜仲、川断、白薇、紫石英等，间日服一剂，后果身体康强。再服余制调经种子丹，遂举一子。以此虚劳重症，尚能病愈而得生子，诚属大幸，谅系表兄积德之所致欤。

2. 带多不孕治验

振声中学教员翁之堃君夫人，常熟人也，结缡以来，仅育一

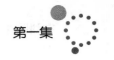

女，从此带下绵绵，九年不孕。翁君年逾不惑，常兴伯道之叹，乃令其夫人来舍就诊。诊得脉象濡涩，濡为湿盛，涩属气滞。乃与香附、郁金、陈皮、沉香、苡仁、芡实、乌贼、茜草、菟丝、川断、寄生、威喜丸等，煎服三剂。再以前方加牡蛎、白芍、樗根等，改汤为丸，令其常服。次年经停二月，胸闷泛恶，又来就诊。诊得脉象滑数非常，断为有孕。但于法六十日当见尺脉小弱，今反滑盛太过，恐其胎脉不固，有堕胎之虞，切宜慎之。逾一月后，其女友因病来诊，云及彼不知谨慎，操劳过度，果致小产，良可惜也。

3. 气郁不孕治验

平江路协大酒号主人潘镇海之夫人，因姑媳不睦，夫妇反目，致郁怒伤肝，多年不育，委余诊治。诊得脉象弦涩，弦为肝亢，涩属气滞。气为血之帅，气滞则血亦滞，故经期腹痛而胀大也。肝之志为怒，肝亢则易怒，故略遇小事而大怒也。大怒则肝火不静，犹如赤地千里，焉得生育。腹胀则诸气俱郁，犹如春风不至，奚能生发，是以望子之心虽切，而梦熊之兆终虚也。余乃先与理气解郁之汤剂，用香附、郁金、柴胡、陈皮、玄胡等药。继投益肾柔肝之膏方，用熟地、沙苑、阿胶、鱼鳔、菟丝等品。讵一料膏方，尚未服毕，而一粒珠胎，已得暗结。次年因感冒来诊，大腹便便，已系有孕之妇矣。后得产生一子，其夫欣喜异常，曾来邀余赴汤饼之会，且从此夫妇和睦，诚为家庭之大幸也。

4. 里急不孕治验

光福镇俞姓妇，结缡以来，已有九年，伯道无儿，深为焦灼，欲求生育，乃委余诊。诊得脉象濡涩，濡为痰湿内阻，涩属气机不利。气湿互阻，湿注任脉，则为少腹里急，略有带下。气阻冲脉，则为胸闷气短，经期腹痛。先宜理气化湿，而调冲任。连服十剂，脉象由涩转滑，气机渐得流利，胸闷气短已愈，带下连绵亦减，惟少腹急迫，乃仿傅青主宽带汤加味。再服十剂，而少腹急迫，又得告瘥；带下之症，亦已大减，脉象和缓而滑。病根既去，气血已充，预卜梦兰之兆，已不远矣。乃守原章出入，俾竟全功。近据光福有人来诊云，此妇由先生治疗之后，疾病已瘳，且已有孕矣。

5. 经期多病治验

江苏高等法院承审员沈芝馨君之夫人，患月经病，已延一载有余，服药毫无效验。嗣经其同乡周裕如君之介绍，来寓就诊。余诊其脉，左弦而细，右濡而滑，两尺郁伏不扬，知系血虚肝旺，气滞痰阻之证。气滞则痰湿不化，血虚则肝阳易亢，肝阳上扰于头，故致头眩耳鸣；肝气横逆于中，乃为脘疼胁痛；肝阳旺则经期超前，肝气滞则经前腹痛。探本穷源，纯属肝病。夫肝主血海，血海为月经之来源，肝病未已，是以经病亦难愈也。法当养血以柔肝木，和胃而理肝气，佐以化痰湿，理冲任，自有渐愈之望也。遂用归身、白芍、乌贼、茜草、香附、乌药、陈皮、半夏、赤苓、旋覆、瓦楞、郁金、合欢、川贝、枳壳、丝瓜络、沉香曲等，出入为方。始则脘痛已止，继则胁痛亦愈，至次月之经期已准，腹亦不痛，惟头晕未已。适当冬令，乃仍仿前意为拟膏方，每晨以开水冲服三四钱，于是诸恙均得告瘥矣。

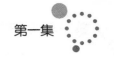

6. 经后腹痛治验

方书以经前腹痛为实，经后腹痛为虚，但亦有经前属实，经后属虚者。如余治护龙街窦姓妇，患经后腹痛，余断为肝旺气滞，痰湿交阻之证。肝气夹湿内阻，则为经后腹痛，带下甚多；肝阳夹痰上扰，则为头晕耳鸣，惊悸嘈杂；加以四肢无力，面目浮肿，大便燥结，纳谷不旺，舌苔白腻，脉象弦滑。弦为肝旺，滑属痰湿，虽其肝旺由于血虚，痰湿由于脾弱，但本虚标实之证，断不可妄进补养之品。乃先与平肝理气而潜浮阳，如旋覆花、代赭石、半夏、茯苓、紫石英、灵磁石、煨天麻、白蒺藜、瓦楞壳、川贝母、乌贼骨、生薏仁、橘络之类，心悸嘈杂已减，头晕耳鸣亦愈。再投平肝理气、化痰渗湿之方。服后适逢经行，行而不多，腹痛腰酸，形寒怯冷，面目微肿，午后升火，尤属肝旺湿盛之象，乃于前方加当归、赤芍、真新绛、鸡血藤，养荣活血而柔肝木。经停之后，腹中毫无痛苦，遂得痊愈矣。此证若遵方书属虚之说而进补剂，势必肝气愈滞，痰湿愈盛，实实之弊，岂堪问乎。

7. 经后外感治验

齐门外陈姓妇，因经期之后，内伤生冷，外感风寒，引动肝气，以致腹痛且胀，肠鸣便溏，形寒发热，胸闷纳少，舌苔白腻，脉象弦滑。余先与以苏藿、陈苓、枳壳、郁金、沉香曲、大腹皮、煨木香等。服后腹痛已减，痛移左胁，形寒肢冷，入夜发热，乃与醋炒银柴胡、苏梗、香附、陈皮、旋覆、郁金、枳壳、降香、橘络等。次日胁痛已瘥，夜间之热，移向午后，大便不

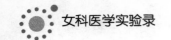

畅，余再与柴胡、藿梗、旋覆、杏仁、三子、二陈等，遂得大便通畅，热退痛止矣。此等证候，治不得法，每易热陷血室，致变昏厥重症，临证之际，岂可忽乎。

8. 妇人崩漏治验

黄鹂坊桥弄玉器铺主任王荣贵之长媳，始曾经闭八旬，少腹胀痛，继则崩漏不止，血液浑浊。历请诸医诊治，或以血热妄行，用凉血清热之际，或以气虚血脱，投补气升提之方，诸法遍试，终鲜片效，缠绵不愈，已延三月之久，乃来求诊于余。余诊其脉濡数，断为湿热内阻，血不归经之证。良由经闭之时，必有瘀血逗留，瘀血阻于血管之口，则新血不得归经，且瘀血久停，必致蕴积腐化，酿成湿热。湿热蕴于子宫，子宫内膜炎腐，与血液混合而下，是以久漏不止，血色浑浊。此与宿滞之停于大肠，肠膜炎腐而为痢疾者，其理相同。遂用萆薢、苡仁、泽泻、茯苓、通草、车前、当归、赤芍、丹参、香附、郁金、贯仲、藕节等品，以利湿祛瘀。一剂而崩漏之血，浑浊较甚。复方去当归、赤芍、泽泻，加滑石、川柏、苦参等清化湿热之品，崩漏即得大减。复因多食生冷，少腹酸胀，诊其脉象，变为濡涩，知其内积之湿热瘀血，又被寒冷所阻滞，乃于原方去川柏、苦参，加玄胡、金铃、牛膝、陈皮，以理气祛瘀。服药之后，随即攻下瘀块，经漏因而即止，少腹酸胀亦瘥。数月之恙，投药数剂，遽奏奇效，诚大幸也。或问久崩必虚，何以补之不效，而先生易补为攻，反能止血乎？曰：是在乎辨证之精确与否耳。此人素体壮盛，始曾经闭，少腹胀痛，明系瘀血内积之征，继以崩漏，血液浑

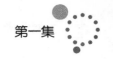

浊，亦属瘀湿内蕴之证。瘀血不去，新血焉得归经。湿热不化，崩漏安能自止。然则舍《内经》通因通用之法，奚足以愈其病哉。今人一见崩漏，概投补摄之剂，忌用攻下之药。若遇此等实证，非特妄补而无效，必致误补而益剧，甚或强止之后，变成鼓胀、劳瘵等症，余见甚多，良可叹也。

9. 妇人血崩治验

狮林寺巷周颂三先生之室，始因生冷伤胃，以致经停三月，继因郁怒伤肝，又致血崩甚剧。历请中西医诊治，打针服药，均无应效。嗣经其友人赵寿田先生介绍，邀余往诊。当余至时，血崩最剧，少腹疼痛，攻撑有形，按之益甚，上则头晕耳鸣，不能高声，下则便秘溲少，久不更衣，心悸不寐，胸闷不食。余知此系冲脉为病。盖冲脉丽于阳明，属于厥阴，始因生冷伤阳明之胃，继则郁怒伤厥阴之肝，肝胃两伤，累及冲脉。冲脉起于胞中，散于胸中，是以上为胸闷呕逆，下为腹痛崩冲，此当调理肝胃为主，非见血止血所能见效也。乃与归身、白芍养血以柔肝，牡蛎、乌贼平肝以和荣，苏梗、砂仁之类理其气，竹茹、陈皮之类和其胃。次日崩下渐减，再于原方中加参须八分、半夏钱半，于是崩下既减，而眩晕、呕逆、腹痛等症均见轻减矣。后因肝气复逆，略有反复，仍用前法治之，竟得痊愈。

10. 室女崩漏治验

曹胡徐巷打线巷潘梅荪先生之女，始因多食生冷，经血得寒而瘀凝，以致经闭两月，继则悲哀太过，冲血因气而妄行，变为崩漏甚剧。病延两月，药石罔效，乃由儿科医家郭寿山先生介绍，委余诊治。望得面色青灰，舌苔白腻，青色为肝旺痛极之征，白腻为寒湿内阻之象。诊得脉象弦细，细为血去太多之脉，弦属肝气亢逆之征，血虚则肝愈亢盛，肝亢则血益妄行，是以统藏无权，血下如崩，不能动摇，动则尤甚。肝气与寒瘀内阻，则为少腹有瘕，攻痛拒按；肝阳夹痰浊上逆，则为呕吐眩晕、心悸少寐，浊气逆而不降，浊垢积而难下，是以腑行不通，清气陷而不升，血液溢而妄行，是以血崩不止。脉症相参，势非轻浅，勉以归身、白芍、牡蛎等药养血平肝而降其逆，苏梗、陈皮、砂仁等药理气化浊而升其清，佐炮姜祛寒以止血，茜草祛瘀而止血，震灵丹震其妄行之血，全瓜蒌润其枯燥之肠。次日复诊，大便已通，呕吐亦减，眩晕较轻，崩下渐止，再守原方加减治之。服药之后，尚觉平静。乃父因其病势转轻，第三日仍服第二方，不料第四日之上午，血崩复剧，呕吐又发。其父大恐，急来告余，欲邀速往。适余门诊满座，不能离身，乃先给余自制之立止崩漏金丹一粒，令其先服，并嘱切勿恐惧，务宜安慰病人。嗣余门诊已毕，即往诊察。诊得左关甚弦，良由肝气起伏未平之故，又以前方重加柔养肝木之药，血崩大减，呕吐亦平，脉象较和，惟左脉尚弦，脐旁动气，牵引攻撑，纳谷不旺，此亦肝气未平之征。考古人治血崩余疾，常以补脾胃收功，盖脾胃为气血生化之源，血液统摄之主，况脾土得以敦厚，则肝木自能条达，既使统摄有权，又得恢复如常，实为调理崩后余疾之良法。余仿此意，佐以育阴潜阳之品，用党参、山药、云苓、熟地、归身、白芍、牡蛎、龙骨、乌贼、沙苑、陈皮、瓦楞等类，调理而愈。且病后胃纳甚旺，乃父以其崩久体虚，日与两仪膏、阿胶等滋腻之药，殊

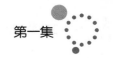

不料脾胃机能，又受停顿，以致胃纳大减，复来就诊。余乃略与理脾和胃之剂，数月之后，其姐因病来诊，云及其妹之恙，已得痊愈矣。

11. 室女血崩治验

三茅阁巷横街中医张紫岚先生之令媛，始病湿温，延绵月余，幸得渐愈，但白痦满布，迭发不已，身体羸瘦，举动乏力，一日骤患血崩，气喘汗出，头晕厥逆，急来邀余往诊。诊得脉象微细欲绝，望得面色㿠白无神。余曰：此系湿温之后，阳气大亏，气不摄血，故致崩中。幸弗疑为血热妄行之崩，亦毋拘于暴崩属热之说。当投温补之剂，尚有挽救之望。其父颇以余言为然，遂用熟附子、吉林参、龙骨、牡蛎等温补回摄之药，嗣由紫岚先生来函道谢云，服先生之药，一剂而喘平汗止，再剂而厥回崩止，感激无涯云。

12. 老妇崩痢治验

皮市街维新理发馆姓黎之妇，年已七七，始则月经一月二三至，继则崩漏半月余不止，下血紫黑成块，少腹胀急疼痛，加以由泻变成痢疾，亦延一月有余。上则头晕耳鸣，不能举动，中则胸痹脘痞，不思饮食，外则骨楚恶寒，内则喜热恶冷，舌苔白腻，脉象弦滑，病情复杂，莫此为甚。余惟择其急者先治，用荆芥炭、苏藿、二陈、香砂、六曲、枳壳、震灵丹、藕节等品。一剂而崩漏已止，下痢爽。次方去震灵丹，加青皮、麦芽、荷叶等，痢疾亦止。三诊用平肝和胃之药，于是头晕、胸痹等症均愈

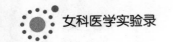

矣。或问：古人治老年血崩，均以子芩为主，何以先生不用古法乎？余曰：子芩系治湿热之崩漏，此症邪滞内蕴，气机不宣，若用黄芩之苦寒郁遏，必有增剧之害，此等用药之法，全在随证化裁，不可固执耳。

13. 老妇经漏治验

东白塔子巷张姓妇人，年逾五旬，经事淋沥，时或如带如浊，时或色紫色红，臭秽不堪，久而不止。前医投以补涩之药，或暂止而由漏，或不止而反甚。嗣闻邻妇亦患经漏，曾由余治而愈，乃来求余诊治。诊得脉象弦滑，望得舌苔黄腻，知系湿热蕴于子宫，内膜炎腐所致，用苦参、黄柏、黄芩、黄连、贯仲、苡仁、泽泻、乌贼、茜草、侧柏、白薇、藕节等药，一服即效，三服即愈。

14. 带多腹胀治验

古人云：宁医十男子，莫治一妇人。诚以妇人经带之病，最难调治，而含羞讳隐，尤难医疗也，且带下之病，更属慢性。惟余治刘姓妇带下之症，奏效颇速，故敢笔之以示后学，并希同仁考政焉。该妇素多白带，住桃花坞贝颂美先生医室之内。迩来忽觉腹部膨胀，酸痛不舒，兼头晕腰酸，胸闷泛恶，纳谷减少，经事超前。其夫闻余善治经带诸病，偕来诊治。余既观其形体丰盛，知痰湿必多，腹胀带下，因于是也。切其脉象，弦细而滑，又知胸闷纳少，乃肝气之所阻也。良以肝气痰湿，阻于任脉。任脉起于胞宫，上行少腹，散于胸中。痰湿下注，则为之带；气湿

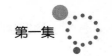

中阻，是以腹痛而兼胸闷，宜理气化湿，调治奇经。用香附、乌药、旋覆、半夏、陈皮、赤苓、苡仁、泽泻、车前、萆薢、金铃子、黑山栀、沉香曲、大腹皮等，使其气机宣通，则痰湿自行，痰湿得化，则带下腹胀可瘳。服药后，果胀闷较舒，气机得以通畅矣。遂又为加减治之，消胀者，如鸡金、砂仁、枳壳等，化带者，如乌贼、茜草、贯仲等，均加入原方服之，不数日腹胀带下竟除，月事超前者，应期而至，宿恙均痊矣。

15. 带下肿咳治验

女门人许毓澄之姑母，即钮家巷潘公馆之太太也，素体丰肥，多痰多湿，每逢冬至前后，则患带下淋沥，夏至前后，则患肿胀泄泻，且津液又虚，舌苔常剥，一届秋燥之令，即肿退而咳嗽作矣。屡经苏沪医家治疗，投燥药则舌剥口渴，投润药则胸闷、纳减。终之药虽依法连进，而病仍依时续发，如日月之有度，潮汐之有时，咸谓奇异之病也。丙寅孟冬，委余往治。诊脉察证，知系肺虚于上，肃降无权，脾虚于中，健运失司，带脉虚于下，不能约束，因此水谷之精微，不能灌溉于五脏，洒陈于六腑，于是留积而为痰湿，下注而为带下，横溢于外则肿胀，上溃于肺则咳嗽。况脾肺带脉，皆属三阴所主，阴虚则不能潜阳，故肝阳时升而眩瞑。痰湿带下，本属津液，所化津虚不能上承，故口舌干燥而光剥。欲治其病，当求其本，乃与参、苓、芪、术、山药等补其脾土，俾脾旺而肺金自足，痰湿自化；乌贼、寄生、川断等补其带脉，俾带固而肾阴自足，带下自止；佐以二陈、川贝化其痰，薏苡、泽泻利其湿，龙骨、牡蛎、龟板潜其阳，首乌、蒺藜、阿胶滋其阴，以膏代煎。冬至之带下已止，夏至之肿胀亦减，惟秋间尚患咳嗽，又来就诊。投以润肺化痰之剂，即得渐愈。至冬又服前开之膏方，次年诸恙尽释矣。

16. 白带如崩治验

钮家巷潘公馆之老女嬷，因中年产后，辛劳过度，损伤任脉，脾经湿热，乘虚下注，白崩淋沥，已延廿载。初因家贫事繁，无力医治，且以饮食起居如常，故不注意于医药也。迨至病久体虚，神疲乏力，将不能佣工度日，始来求余诊治。余诊其脉滑数，望其舌苔黄腻，闻其声音重浊，问其带下臭秽，知系湿热留恋，法当先除湿热，用萆薢、泽泻、萹蓄、瞿麦、车前、滑石、苡仁、通草、贯仲、川柏等药。始服白崩反多，再服崩下已减，知其湿热渐清，改授白术、山药、芡实、乌贼、茯苓等补脾愈带之药，调理而愈。计前后所服之药，不上十剂，而廿载之疾，竟得速痊，非特病家欣甚，即余亦甚雀跃也。

17. 黄带腹痛治验

阊门外山塘街中医许玉麟先生之室，因血崩之后，经闭半载，头目眩晕，带下色黄，少腹牵痛，偏于右侧，就诊于余。诊得脉象弦滑，望得唇红颧赤，知系血崩去血太多，肝脏失于荣养。肝阳上亢，则为眩晕；肝气内阻，则为牵痛。当初次来诊之时，适因头晕甚剧，余乃先用养血柔肝、理气潜阳之剂，用地黄、白芍、龙骨、牡蛎、乌贼、茜草、赤苓、通草、香附、陈皮等药，头晕渐愈，颧红亦减；继乃再与调理冲任之剂，用丹参、

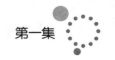

白芍、乌贼、茜草、玄胡、旋覆花、紫石英、郁金、橘红、丝瓜络、贯仲炭、威喜丸等药，少腹之引痛渐止，带下之黄色转白。适届冬令欲服膏方，遂授养血补肾平肝理冲之膏方，惟年已不惑，经停半载，带病虽得治愈，其经恐难来矣。

18. 妊娠恶阻治验

妊娠恶阻，病属平常，不足记也。此何以记？记血崩后之妊娠恶阻，最足以启后学之智慧也。中医金濂溪翁之女，嫁于上海陶姓，先患血崩，经治而愈，继即经居两月，自觉胸闷泛恶，纳谷减少，肠鸣腹痛，腑行不畅。时适归宁姑苏，先由其父诊治。第在血崩之后，是病是孕，实难诊断，故再委余诊察。余初审病情，亦以血崩之后，荣血亏耗无疑，则月经停闭，或基于是。然细察其脉症俱实，略无虚损之状，断非虚证也。盖脉则弦滑，两关尤甚，有妊子之征，非若血虚之细小也；症则胸闷、纳少、泛恶，呈恶阻之象，非若阴分之亏弱也。断其必怀胎孕，非属疾病。因略与理气化痰之品，俾气机宣通，则诸恙自除，以旋覆、沉香、瓦楞等降气化痰，砂仁、藿梗、陈皮、枳壳、佛手等理气和中，归身、沙苑、桑椹、白芍等养血润肠。连诊二次，纳谷即增，胀闷得舒，泛恶亦止，肠鸣不作，恶阻遂瘳。是证也，或询以崩后大脱于血，肝脾亏损，自顾不暇，何以反能有孕乎。余曰：胎儿之生成，先必妇人之卵巢洁净，阴精充实。假令气滞血凝者，必难妊娠，带下素多者，恒少生育，正如果实必生于佳木，苟有湿则腐，有虫则蠹，必无秀实繁衍也。该妇素体气滞血瘀，故血去甚多，瘀血尽行，胞室反得洁净而受孕矣，此所以崩后而有孕者也。

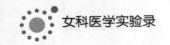

19. 胎漏将堕治验

阊门西街杨政记扇庄之小主妇，素体虚弱，怀孕三月，腰酸漏红，腹痛坠胀，势将小产，委余诊治。诊得脉象濡细，细为冲任亏弱之征，濡属湿热留恋之象，故始则带下绵绵，迄来漏下频频，已延三日有余，颇有堕下之虞，况兼胸闷泛恶，形寒头胀，难以骤进大补，乃先与炒荆芥、归身炭、藕节、竹茹等引血归经，桑寄生、络石藤、杜仲、川断等补益冲任，以白薇、白芍和其荣，砂仁、苏梗调其气，黄芩清热，白术化湿。次日来诊，腰酸漏红已减，胸闷泛呕亦轻，再与前方加减。服药之后，腰酸已愈，漏红亦止，惟胸闷泛恶，纳谷不香，再与陈皮、苏梗、砂仁等理气和中，黄芩、白术、白薇等清热化湿，竟获痊愈。尝考古人治胎漏之方，有牛鼻丸、保胎丸、泰山磐石饮等方，一味蛮补，实难合法，每见愈补而胎漏愈甚，讵知胎之不安，实由于病，不治其病，妄补其虚，非特无益，而反害之，何莫非医家之过哉。

20. 孕妇昏厥治验

唯亭乡蔡尧青之妇，怀孕六月，先因夫妇反目，大动恚怒，遂致头疼心悸，寝不成寐，继因土匪抢劫，大受惊恐，以致谵语妄言，目不识人，甚至弃医裸体而出，登高叫詈不休。众人力扯其归，强与穿衣，忽变目瞪口噤，昏愦不语。咸谓其人已死，不可救矣，乃备衣棺殓具，待其气绝而已。惟病妇之父母，大不为然，坚欲请医调治，否则将涉讼矣，其夫不得已来寓求余往诊。适余将赴上海李姓之邀诊，不能再赴该乡，乃细问病状，悬拟一方，用生地、麦冬、元参、石膏、知母、贝母、竺黄、茯神、菖蒲、龙齿、石决、钩藤等药，彼即取方而去。越四日，尧青偕其妻来城就诊，笑容满面，感谢再三，曰：先生真神医也。服药之后，神识渐清，连服三剂，竟告痊矣。近惟夜卧未安，故特再来求诊，遂与生地、白芍、枣仁、茯神、龙牡、川贝、秫米等药，调治而安。门人问曰：此为何病？余曰：此子痫证也。古方用羚羊角散，余以石决、石膏代羚羊，用生地、元参、钩藤、龙齿等滋荣阴而熄肝火，用二母、竺黄、茯神、菖蒲等化痰热而安心神，盖仿古方之意，而不拘泥古方者也。

21. 怀孕兼瘕治验

桃花坞贝晋眉先生之夫人，夙患瘕聚，发则胀痛，己巳之春，经居三月，瘕聚复发，攻动胀痛，胸闷纳少，嗳气泛恶。经其夫兄仲眉先生诊治，因孕病未决，颇生疑虑，乃来委余诊断。余审其脉，右濡左滑，两关动甚，以脉合证，颇似孕征。盖濡为气湿交阻之象，滑为怀麟始胎之征，若果经闭为病，脉必细涩沉迟，安有滑脉之可见哉。此即岐伯所谓身有病而无邪脉者，未始非妊娠之确证也。惟是脾虚肝旺，气滞湿盛，既有无形之气湿，复怀有形之胚胎，气机益不宜通，痰湿益加停滞，清气不升，浊气横逆，此所以胸闷泛恶之见乎上，而宿瘕攻痛之发于下也。遂投藿苏梗、沉香曲、香附、乌药、茯苓、陈皮、枳壳、旋覆、瓦楞、橘叶等平肝降逆之剂，以疏瀹气机而化痰湿。服药之后，即觉脘次顿舒，胀痛均减。复诊依前方加减，纳谷渐增，精神渐复。惟至四月有余，腹中尚无动静，又起疑虑，乃另就女西医用听筒及子宫镜等探诊，犹谓无孕，益加疑惑不定，复来委余诊脉。余诊其脉，两关动滑尤甚，乃谓之曰：此必是孕，尔其无疑。旋逾半月，其同居刘姓妇人来诊云，晋眉之夫人腹中已动，果然有孕，咸称先生之诊断确切，钦佩之至。

22. 产后湿温治验

柳巷张啸风之媳，产后旬日，寒热骨楚，头胀疼痛，胸闷泛恶，口有甜味，恶露已止，带下绵绵，小溲淋痛，连及两腰，舌苔薄腻，脉象濡滑。余曰：此产后百脉空虚，时邪外袭，夹痰瘀湿热留恋也，宜疏邪解表，化痰祛瘀。遂用苏梗叶、佩兰、荆芥、稽豆衣、陈皮、枳壳、半夏、苡仁、茯苓、延胡、郁金、楂炭、血珀等。服药后，寒热即已，头痛亦减。惟余邪未除，湿热逗留，胸闷泛恶，口中甜腻，乃照原方加藿梗、苏梗、陈佩兰及三仁汤宣化之品，调理而愈。

23. 产后大汗治验

史家巷陶耕荪先生之夫人，产后患湿温，翕翕发热，升降无定，溱溱自汗，衣席尽湿，胸膈痞闷，精神疲倦，迷迷欲睡，频频欲嗳。历请诸医诊治，或谓肝热上蒸，用清肝降逆之品，或谓虚阳外越，用敛阳止汗之药，皆未获效。已延一月余矣，乃邀余往诊。诊得脉象濡滑，望得舌苔白腻，知系湿温之症。盖因湿热蕴蒸，水气弥漫，犹如天空之云雾，蒸龙之气水，故致翕翕发热，而溱溱自汗也。此热非虚热，汗非虚汗。观乎胸膈痞闷，舌苔白腻，便可知非虚证矣。况其精神之迷迷欲睡，不过为湿遏清

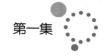

阳之征，非神虚也。嗳气之频频无已，亦属于湿阻气机之象，非肝旺也。夫湿为黏滞胶腻之邪，当用轻宣开泄之剂，务使气机流利，升降通畅，则肺之天气得降，脾之地气得升，湿热自能渐化，疾病自可向愈，遂用三仁五苓合升清降浊汤加减。服药之后，即觉胸膈宽松，热轻汗减，调理数日而愈。

24. 产后三冲治验

住本城石将军弄马姓妇人，产后五朝，形寒发热，骨痛如楚，头晕昏闷，少腹胀痛，恶露已停，更兼呕恶气喘，颇有三冲之险。余视其舌苔黄腻，脉象滑数，断为外感风寒，内停瘀血。荣卫之气失于宣通，是以形寒形热，头痛骨楚；表气不能外达，壅而上升，恶血不得下行，逆而上攻，是以呕恶气急。遂为疏解逐瘀，和胃降逆，以黑芥、穭豆、桂枝等祛其外邪，以茺蔚、玄胡、楂炭、郁金、失笑散等行其瘀血；旋覆、半夏、枳壳、象贝等降其逆气。一剂气喘即已，冲势得平，惟少腹酸痛，连及腰胯，乃重用化瘀之品，如血珀、牛膝、车前、赤芍等。服后腹痛即减，寒热亦瘥，惟夜卧欠安，心烦身倦，因去荆芥、桂枝、穭豆衣、枳壳，加菖蒲、远志、橘红化痰安神，即得安睡。而头脑巅顶时时昏晕，少腹尚觉酸痛，此盖荣虚肝亢，浊瘀未去，因加龙骨、龙齿、磁石、紫石英等平肝潜阳，红花、桃仁等破血攻瘀，腹痛头晕均减，诸病若失矣。

25. 产后霍乱治验

丙寅之夏，苏垣患霍乱者甚众。余治霍乱，分寒热湿食四证，分别施治。湿证用芳香宣化辛开淡渗之药，寒证用辛热温散宣阳化浊之品，热证用清凉苦泄，食证用和化消导。因此治愈者甚多，惟治汤家巷陈妇之产后霍乱，最为危险，颇有志录之价值，故特濡笔记之。该妇产后半月，受寒饮冷，骤病霍乱，呕吐甚剧，泄泻无度，脐腹疗痛，四肢厥冷，自汗淋漓。当此产后大虚之体，患此危急之症，阖家慌恐甚矣。余诊之，六脉沉细而迟，舌苔白腻，乃断为寒邪直中三阴之证。脾肾虚寒而为泻，阴寒上逆而为吐，寒盛于中，血凝脉泣，故脐腹疗痛；阴盛于内，阳亡于外，故自汗淋漓。遂用附子、干姜、吴萸、半夏、茯苓、陈皮、藿香、六曲、乌药、木瓜、伏龙肝等。一剂腹痛减，二剂吐泻止矣。

26. 产后泄泻治验

山塘街朱姓妇，胎前泄泻，产后益甚，每交丑时，泄泻尤甚。来寓就诊，审系脾肾之阳气衰微，寒湿之客邪留恋，故兼腰酸带多，腹痛肠鸣，肢倦纳少等症。舌苔白腻，脉象沉细，尤属脾肾阳虚之明征。遂与苍白术、云茯苓、陈广皮、补骨脂、煨肉果、广木香、厚杜仲、乌贼骨、福泽泻、车前子、范志曲、杜藿梗、荷叶之类，健脾化湿，益肾利水，理气和胃，升清化浊。连服三剂，再诊之时，泄泻已止，腹痛亦愈，余恙尚在。再与前方，去车前、泽泻、木香，加益智、干姜、谷芽。再服三剂，脾肾之阳气已复，寒湿之客邪已退，而诸恙均已愈矣。古人谓胎前泄泻至产后而尤甚者，法在不治，然余谓对证施药，调理切当，焉有难治之理哉。

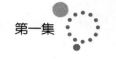

27. 产后腹胀治验

西中市文义泰神袍店伙友杨君，家居陆墓，其妻产后脐腹胀大，宛如怀孕之状。戊辰春初，来寓就诊，适余赴杭州出诊，彼乃另就他医诊治。不料服药之后，反增腹痛便溏，继而又感风寒，兼患咳嗽气喘，俟余回苏，即来求诊。余察其病，表里夹杂，势非轻浅，乃先与麻黄、桂枝、杏仁、厚朴等解表定喘，藿香、陈皮、枳壳、大腹等理气消胀。服药之后，喘咳大减，胀痛未除，再予紫苏、藿香、豆卷、苡仁、杏仁、砂仁、鸡金、大腹、沉香曲、香橼皮等，加减治之，诸恙日见轻减。惟因城乡遥隔，来诊不变，病家以恙势转轻，遂停服药。至四五月间，腹胀又作，再来求诊。其时雨湿甚盛，知系因湿而发，乃与平胃散合二金散加减治之，遂得完全告愈。

28. 产后奇疾治验

上海陈再生之室，产后得一奇疾，每次大便之后，必发寒热，先寒后热，经时始退，其余毫无所苦，已延四五月矣。迭请中西医诊治，或作肝郁治，或作外感治，或作疟疾治，或作湿温治，诸法遍试，均无片效。继疑鬼魅为祟，打醮祈禳，亦不应。后闻余名，不惮跋涉之劳，来苏求治。余细细诊之，觉其关尺两部，非常细涩，皮肤干燥，面无华色。余即问曰：汝之大便燥结乎？曰然，且大便之后，必发寒热也。余曰：此因血虚肠燥，大便燥结，中焦所生之荣卫，因不足而不和。始则大便努挣而伤气，故便出则寒；继则阳气渐复而胜阴，故少顷则热；殆至气阴恢复，荣卫调和，则热退矣。假令外感客邪，或内伤肝郁，必不

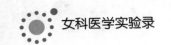

致便后而始寒热也。然则病属血虚肠燥，可无疑矣，遂用生地、当归、白芍、阿胶等滋阴养血，元参、麦冬、玉竹、麻仁等滋燥润肠，更加蜜姜、红枣以调荣卫。服三剂后，大便畅行，寒热已退，身体康强如故矣。

29. 产后昏厥治验

南显子巷叶拙农先生之夫人，胎前屡患牙痛热证，新产误服生化热药，火上加油，益增炎热，以致骤然壮热神昏，急来邀余往诊。及余乘舆趋至，见其门前堂上，均点香烛，盖已预备其死矣。诊察病人，已僵卧床上，痰声如锯，气粗鼻鸣，面红唇焦，舌苔干黄，脉象洪滑。余谓此乃大热之证，当投大凉之剂，拟方用生石膏、肥知母、鲜生地、鲜金斛、石决明、紫贝齿、天竺黄、鲜竹沥、神犀等。其夫见方，颇为疑虑，曰：产后服此大剂之凉药，得无害乎？余曰：夫血得寒则凝，得热则行，今其热势甚重，血已大行，又何虑其瘀露之凝结乎。况当火热炎炎，危在顷刻之际，若不急投凉剂，安能望其再生乎。其夫点首称是，遂照方煎服。服后神识渐清，热势渐退。次日复诊，大有转机，仍予原方加减。第三日因乳房胀大，吸乳难出，复增热度。余谓有病之乳，不宜哺乳，莫如消其乳汁，俾能早退其热，遂于前方中加入牛膝、麦芽等药。服后恶露较多，乳胀渐消，诸恙亦遂日见轻减而愈矣。

30. 产后痉厥治验

己巳麦秋，应斜塘正大布号之请诊毕，乘轿而回，已行数里，忽有人疾追高呼，邀余再赴该镇，诊治张姓妇人之病。余乃折回，既抵张宅，则见病者昏厥不语，痰鸣气喘，两目直视，两手微搐，鼻干唇焦，舌苔黄腻，脉象弦滑，病势颇险。其家人谓余曰：产甫六朝，昨因小故，躁怒不休，今又赤日之下，徒步归家，今得此症。余细审病情曰：此肝气痰热内闭也。盛怒之下，气必拂逆，冒暑以后，热必内炽，气火痰热，郁闭于中，是以卒然发厥痰鸣气喘也。况产后荣血亏耗，肝木本旺，更助之以郁怒，无怪风阳鸱张矣。阴液不足，内热本盛，尤加之以暑热，宜乎火势急迫矣。处方宜平肝清热、化痰安神之剂，用生石决、紫贝齿、天竺黄、茯神、龙骨、牡蛎、旋覆、代赭、川象贝、竹茹、枳壳、蒌皮、玉枢丹之类。诊毕已日薄崦嵫，天色向晚，即登舆而返。后正大布号复遣人来请，询知该妇服药后，一剂而厥回，神志清明，二剂诸恙均瘥。斯病其来也暴，其去也骤，医治既验，因笔之于此。

31. 老妇类中治验

阊门水关桥陆双成烟管店之主妇，乃余同学王耀堂兄之外祖母也，年逾古稀，体本虚弱，偶因惊恐忧急之后，初则头痛心悸，继而形寒潮热。医投表散之药，头痛益剧，遂致昏厥不省人事，喉咙间痰声如锯，左手足僵直不动，惟右眼尚能轮视，右手足略能举动。余诊其脉，左沉伏，右弦促。细审病情，知系心肝之火上升，神明之机受伤，此即《内经》所谓血之与气，并走于上，则为薄厥，亦即西医所谓脑出血也。法当育阴潜阳，平肝化痰，乃用羚羊角、生石决、霜桑叶、滁菊花、抱茯神、生枳实、天竺黄、川贝母、紫贝齿、海蛤壳、玳瑁片、嫩钩藤、鲜竹沥。服后渐觉神识清楚，手足能动，后由耀堂兄调治而愈。逾月，又有该处邻居张姓老妇，亦患此症，与此颇同，邀余往诊。余亦以前法治之而愈。

32. 妇人喑痱治验

南京秤它巷律师林鸿藻君之夫人，素体虚弱，头痛蒙督，心悸嘈杂，胸闷嗳气，四肢厥冷，甚则昏厥难苏，喑痱不语。曾经诸医诊治，或作肝胃不和，投以平肝和胃；或作痰气厥逆，施以化痰降逆。遍试无效，乃来函恳余治疗。函中备述经过病状，凡五千余字，实为最复杂之病也。余细按来书，详审病理，此病虽似肝胃不和，实属神经不足。若病在于肝，必有胁痛胀闷之征；病居于胃，应见呕吐脘痛之候。惟头为髓海，髓生于肾，肾精不足，脑髓必虚，故头痛昏厥；任脉通于心而贯于舌，肾精亏耗，不能由肾脉以上交于心，而达于舌本，故为心悸音喑。且古人以神经为志，脑髓属肾。故《调经论》谓志不足则厥，《本神》篇谓肾气虚则厥，又曰下虚上实，为厥巅疾。诚以脑为神经之总司，而肾为脑海之根源，肾虚则根本不足，枝叶乃摇，此其昏厥之所由来也。其觉胸中不畅，噫气不除者，中焦之神经不舒也。四肢厥冷，全体痿痱者，躯壳之神经不振也。考先哲治此病之方，惟河间地黄饮子，及东垣巴戟丸方，最为合法，乃遵其意，加减处方。三日后，接读来书，谓照方服药二剂，脑部略觉清爽，精神亦较振兴，心悸已减，肢冷亦瘥。然则其病不在肝胃而在神经，不且以此而益信乎。转方乃从原意扩充，加鹿角以补

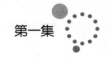

背部之动物性神经，加龟板以通身前之植物性神经。连服数剂，竟得痊愈。窃思神经之名称，虽为西医所发明，但西医不知神经之髓质，发源于肾，故其治脑之剂，每用兴奋之药，只知治标，不知培本，缺憾良多。惟中国《内经》能明言脑髓生成之来源，东垣、河间能发明脑髓补益之方法，使余得以随证施治，效如桴鼓。益信中国古时之医学，确有不可磨灭之精华，决非妄议中医者，所能望其项背也。

33. 少妇虚劳治验

饮马桥张翁少云之媳，素体虚弱，不耐操作。因乃姑病重，伏侍辛劳，以致午后乍寒乍热，清晨汗出淋漓，咳嗽声哑，纳少形瘦。因家景清寒，医药乏资，已延半载有余，方来求余诊治。其时月经已停三月，形肉瘦削已极。按脉左关沉弦而短，右关沉小而虚，是劳倦伤脾，土不生金，木反侮土之症。先哲曰：见咳莫止汗，必当求其所本，治其所因，不治其咳而咳自止，不止其汗而汗自止。乃用小建中汤加减治之，果得渐愈。

34. 室女咳血治验

王废基乐益女子中学学生陈女士，乃余门人董志祥之旧同学也，曾在校中从事剧烈之运动，以致损伤血络，吐血甚多，继则咳嗽不爽，胸膺刺痛，痰内带血，心悸少寐，口苦便结。始曾就诊于余，适余远道出诊，不能兼顾，渠乃另就西医打止血针，复请中医服止血药。但其吐血终尚未止，乃再邀余诊治。余诊其脉，弦细而数。古人谓肺病而见细数脉者不治，诚为至危之证也。良由始则血络损伤而吐血，继则肺阴暗伤而咳血，振动血络，损而难复，是以痰内带血，久而不止也。且血去过多，心神失其涵养，则为心悸少寐；大肠失其濡润，则为腑行燥结；口有苦味，为血虚而肝火上炎之象；胸膺刺痛，为瘀阻而络道不通之征。乃用桑叶、菊花、杏仁、川贝、紫苑、丹参、茜草、仙鹤草、鲜竹茹、丝瓜络等清肺凉肝，祛瘀通络。连服二剂，吐血渐止，咳嗽亦瘥。后依原方加入养血生津之品，调理而愈。

35. 室女喘肿治验

苏州半片巷口仇姓女，年十二岁，初患疟疾，延成疟母，继因劳苦而大流鼻衄。医用大剂清凉，鼻衄止后，渐变肿胀，面肿不能闭目，足肿不能步履，腹肿如鼓，脐突背平，咳嗽气喘，腹痛泄泻。经西医诊治，无效。一夜女梦黑衣人来曰：尔生不辰，衣食不丰，吾将为汝投生富家矣。醒而诉于母，自以为死期已至，母女痛哭不已，声闻户外。忽一人敲门而入，谓其母曰：此病急甚，胡不求王慎轩诊治乎。乃于次晨昇至诊所，余诊之，六脉沉细而迟，舌苔白腻而厚，四肢厥冷，面色㿠白。余曰：此乃阳气大虚，水湿泛滥之证。方用附子助命门之阳，麻黄助卫气之阳，桂枝助心阳，白术、茯苓扶中土而化水湿，椒目、泽泻宣膀胱而利水道，葫芦瓢疏通三焦之决渎，香橼皮宣通周身之气机，以长流水煎汤，温服取汗。是夜梦中忽见红光万道，从红光中跃出红面红须红衣之异人，大惊而醒，汗出如雨，起而登厕，小溲如注而下，约有三五升许，遂即肿退大半，喘平嗽减，泄泻已止。次日来诊，目已能开，足已能行，昨日今朝，宛若两人。乃

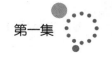

与健脾化湿之剂，调理旬日而瘳。颇觉奇异，是何故耶。余曰：前梦黑衣人者，阴盛阳虚之象也；后梦红衣人者，阳气来复之兆也。

36. 鼓胀似孕治验

绍兴沈妇，素性幽静，不喜言笑，虽有大怒，不敢高声，丙寅春月，经停腹大。绍兴专科诊之，谓其有孕。其夫在苏营业，接眷来苏，嘱余诊断。余诊其脉，左寸关弦小而涩，右寸关濡细而迟。其夫问曰：脉象如何？余曰：此非孕脉也，乃病脉也。左寸关弦小而涩，乃心气郁结，肝气横逆之象；右寸关濡细而迟，乃肺气不宣，脾气不调之征。诸气皆郁，安得有孕乎？此必素性幽静，多思多郁，郁则木不条达，气不宣通，气机停而不流，故气滞矣；思则心有所存，神有所归，正气留而不行，故气结矣；气为血之帅，血随气而行，气滞则血亦滞，气结则血亦结，故经停也；气聚于中，故为腹胀。若认为孕，而用安胎之药，则实实之祸，不堪问闻矣。遂用抑气散加味服之。服一二剂，复延他医诊治，又谓是孕，用安胎药，反增胸闷纳少。延至次年春月，尚未分娩，乃信余言，复来就诊。仍用前药治之，服十余剂而愈。

37. 室女癫疾治验

斜塘乡政局局长金雅臣先生之女公子，向在振华女学校肄业，天资聪敏，学绩甚优。去秋患疟之后，病体未复，不能赴校，因恐旷课日久，扣减分数，遂致日夜忧郁，酿成癫疾。其父托其令亲陈企范先生来寓，邀余赴乡往诊。余诊其脉，左弦数，右濡滑，神情痴呆，言语错乱，时而唏嘘悲哭，时而喜笑讴歌，脘痛呕哕，胸痞窒塞，头晕不能举动，心悸不能安寐，面色赤白无定，潮热升降无时，舌质红绛，舌苔黄腻。知由余邪痰热，留恋为病，加以心气郁结，肝气横逆，神机因郁而阻滞，灵窍因痰而蒙蔽，神明无以自主，气机不能宣通，故致成此大病也。惟此病识症尚易，治疗颇难。若因其有热而恣用清凉，必致气机被遏，痰热难化；若因其脘痛而误用温热，必致肝火益炽，谵妄更甚。余乃细心处方，先用旋覆、代赭平其逆，郁金、枳壳解其郁，以川贝、竺黄、蒌皮、紫贝等清化痰热。服药之后，呕哕即止，胸脘亦舒。继乃再用真珠母、桑叶、滁菊之类清其肝，虎睛丸、黄连、连翘之类清其心，用珠粉、朱砂以安神，竹沥、胆星以豁痰，遂得病势渐轻，神识已清。嗣因复感风寒，又患疟疾，病家大恐，恐其复蹈前辙。余谓内伏之邪，可以乘此外达，不必恐也。盖疟为少阳之病，少阳内连于肝及心包，外通于玄府腠理，苟能用药相当，则新邪伏邪，尽可从枢机而外出，乃用和解少阳之法。果然两剂之后，新旧各恙，均已痊愈。逾旬日之后，已能亲自来诊，嘱开调理之方，观其精神气色，已如常矣。

38. 妇人肝癌治验

狮林寺巷严姓之妇，素性幽静，抑郁寡欢，以致肝郁气滞，瘀血停留，酿成肝癌。左胁硬痛，连及左腰，按之尤甚，胸闷纳少，形瘦力乏。医不知其何病，惟投理气之剂，终无效验，乃来求诊于余。余即断为肝癌。惟观其神疲力乏，骨瘦如柴，正虚邪实，攻补两难。初曾辞却，不肯医治。奈其夫哀求再三，谓如得

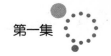

先生医治，虽死无怨。辞不获已，只得姑拟一方，用当归、赤小豆合三味旋覆花汤加味，嘱其先服一剂，藉观动静。不图翌日来诊，肝癌硬痛竟得大减。乃守前意加减，遂获痊愈，诚大幸也。

39. 妇人癥瘕治验

光福镇中医潘寄洲先生之令媳，因气食交阻，积成癥瘕，居于少腹之右，大如鹅卵，攻撑疼痛，按之益甚，喜热恶寒，月经递减，带下连绵，纳谷不旺，二便不利，舌苔垢腻，脉象弦滑。余用抑气散、乌药散，加旋覆、枳壳、槟榔、楂炭、郁金、沉香曲、葱白丸等，服后颇觉轻减。嗣因复感秋凉，并夹食滞，复变成下利，改与疏邪化滞之剂，用紫苏、藿佩、荆芥、枳桔、六曲、楂炭、青皮、腹皮等。服后下利即止，癥瘕渐消，惟带下未止，形寒怯冷，少腹不温，复投肉桂、当归、乌药、茜草、泽泻、茯神、苡仁、陈皮、香附、乌药、牡蛎、威喜丸等。服后带下略减，惟少腹有时作痛，按之辘辘有声，发则渐渐作寒，再投肉桂、吴萸、半夏、香附、玄胡、乌药、青陈皮等，其癥瘕遂得全消失。

40. 妇人石瘕治验

无锡北门外张姓妇，系余轿役张明彩之族媳也，以经行之时，恣啖冷食，复感寒邪，遂致寒湿乘于胞中，与瘀血相凝，结成石瘕。延数月之久，腹部逐渐膨大，坚硬疼痛，痛甚欲厥。其夫惶急，屡求治于西医，昏厥虽得不发，痛势依然不减，且又兼二便不利，胸闷泛恶，饮食不进，形肉消瘦，经漏淋沥，病势沉重，颇有汲汲可危之象，乃夫忧怒殊甚，因来姑苏求余医治。余见其形气虽不足，而脉象迟涩，颇有盛实之状；声音虽微细，而呼吸尚急促，亦非虚损之候，舌苔白腻，寒湿之征。因语其夫曰：此病实为寒湿凝于子门，恶血当泻不泻，积聚愈多，是以如怀子之日益大也；且气血不行，阻塞不通，《经》所谓不痛则痛，故疼痛甚剧也；经水淋沥，盖瘀血不去，新血不得归经也；二便不利，则因隆大之㿗块，阻于下焦，所以地道闭塞耳。症虽凶险，犹可疗治。第绝谷数日，正气亏损，破瘀攻血之药，不宜骤进，宜缓缓图之耳。其夫首肯，乃为处方。用大温经汤加减，温通寒湿，而止其痛，如肉桂、吴萸、半夏、旋覆、代赭、沉香曲、郁金、香附、陈皮、枳壳、腹皮之类。一剂痛势即减，经漏亦止。又一剂则痛去大半，略能饮食。因再加当归、紫石英、葱白丸、乳香、没药，重用化瘀之品，消其癥块。而大便通行，胀痛得松，病势已退六七，危候已逾，病者居苏三日，急欲返里，遂鼓棹归锡。后其夫来改方曰：不谓先生神术，竟得转危为安，请再与调理之方。余思是症取效迅速，实由辨证确切，治疗不误，即从原方加减，不外理气行血、温化寒湿之品，不数剂寻愈。可见药贵对证，则病无不瘥。此种大实之证，有羸瘦之外状，苟误与补剂，则养痈贻患，未有不贻，反之即峻攻猛下，恐邪正俱脱，亦可危耳。

41. 阴户㿛疮治验

门人朱石山来函，云有一妇人，每遇月经来时，阴户之旁，常生一疮，色白而软，胀而不痛，三五日后，自出白脓而消，消

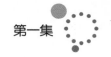

后疮口即敛，至下次经行再发。但在阴户之上下左右，不拘一定，惟每次经行必发耳。历经内外女科名医诊治，终不见效，业已三载余矣。曾用清肝化湿之药，亦无应效，故特来函询问。余答曰：此名阴户痰疱。曾见孙文垣治马二尹媳之医案，亦与此证相同，由于中焦痰湿，循厥阴肝经下流阴唇，至经水下行，则湿痰凝结，故化为脓。本非火毒所结，与《内经》所谓诸痛痒疮皆属于火者不同，故不疼痛，宜用海蛤壳、海浮石、白螺蛳壳、川贝、半夏、茯苓、陈皮、柴胡、甘草之属，为丸服之。后据石山来函云及，此病服丸药之后，果已渐愈。

42. 玉门肿痛治验

阊门外姚家弄朱姓妇人，阴门肿痛，痛极难忍，甚至形寒形热，不思饮食。前医遵古人之法，用龙胆泻肝汤治之，肿痛反甚，乃来求余诊治。余谓此症由于风热之邪，郁于厥阴之经，风胜则肿，热盛则痛，当仿《内经》火郁发之之意，用辛凉升散之剂。内以银柴胡、青蒿梗、薄荷、赤芍、僵蚕、大贝、山栀、滑石煎汤服之，外以紫苏、荆芥、苍术、白芷煎汤熏洗，汗出之后，肿痛即消。是以知古人所立之法，只可作为准绳，不可拘泥者也。

第二集

王慎轩 著

门人

张又良　夏义伍　朱企懿
俞步卿　陈颖贞　谈元生
汪锦珍　杨汉中　王德箴
何嘉济　沈潜德　王道济

同辑

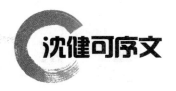

沈健可序文

　　吾友王君慎轩，抱倜傥之才，精轩岐之学，而尤擅于女科，如调经种子、胎前产后及一切危急重症，一经王君诊治，辄能著手成春。自悬壶麋台以来，经其治愈者，多至不可数计，远近慕名，誉为女科中之圣手。去年秋，其高足樊须钦等，为辑历年治验医案，名曰《女科医学实验录》。寄父章太炎观之，颇加激赏，称为扁鹊替人。业师夏应堂、恽铁樵、王仲奇诸老，亦甚心折。足见名不虚传，宜乎海内外人士之钦佩莫名矣。今闻又有第二集实验录出版，以实验录之真绩，作公开之流传，吾知轩岐圣学，必将由斯而昌明，故特谨缀数语，以志景行。

**　　中华民国十九年中秋沈健可谨序于富士思补小筑**

验 案

1. 幼女白带治验

沪南尚文路，郁鸣罔之女，年甫四岁，已患白带。迭延中西名医诊治，或因其兼患飧泄，断为脾虚，然进补脾之药，反致饮食减少矣；或因兼患浮肿，断为湿盛，然投利湿之剂，反致带下益多矣；或用注射；或用熏洗。诸药杂投，百法屡施，非但无效，且觉增剧，甚至形肉日瘦，精神日衰，几濒于危矣。嗣闻其族婶虚劳，经余治愈，遂由其母抱负来苏，委余诊治。望得面色暗淡，闻得语声低微，问得形体恶寒，切得脉象沉迟。余曰：此乃脾肾阳气不足之症也。夫飧泄虽由于脾虚，然脾何以虚，实由于阳虚不能助其运化也。浮肿虽由于湿盛，然湿何以盛，实由于阳虚不能使其温化也。且阳虚不能化湿，则湿注于下，气虚不能摄液，则液流于下，此即带下之所由来也。不求其本，不助其阳，安有济乎，遂用附子理中汤加肉桂治之。一剂而飧泄止，再剂而浮肿退，不止其带而带已渐止矣。古人谓仲景伤寒之法，可以统治杂症，今余以仲景伤寒之方，治愈幼女白带，足见经方之功效，诚有不可思议之妙也。

2. 老妇黄带治验

比邻周媪，年逾花甲，黄带连绵，动则头晕，暮即潮热，面

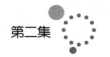

黄食少，体倦力乏，少腹胀痛，腰骨酸楚。其兄知医，认为虚证，嘱食补品，并服市上出售之止带丸。讵料一服之后，反致呕吐不食，胀痛难寐，急来邀余往诊。诊得脉象濡滑，望得舌苔垢腻，知系湿热为病。乃先与周氏化浊汤合温胆汤，去黄芩、甘草，加左金丸。一剂呕吐即止，再剂潮热亦退。后与武氏解带散合苦楝丸加减，一剂腹痛即轻，再剂带下亦减。依此出入为方，调理半月而愈。夫高年带下，人皆以为体虚，谁知多系湿热乎。盖女子七七，地道不通，苟无湿热，何有带下。只缘湿热蕴于子宫，子宫内膜炎腐，故致带下连绵。观其少腹胀痛，即是子宫炎腐之确据。面黄潮热，尤属湿热蒸腾之明征。是以食补品而反增呕吐，助其湿热蒸腾之害也。欲止带而益加胀痛，阻其湿热下流之过也。彼此年高体弱而妄投补涩者，盖未知其病理耳。余治老妇带下，每以清化湿热为主，颇多效验，不敢自秘，故特表而出之，以供同道之实用焉。

3. 经期腹胀治验

阊门西中市药寿堂药号经理郑馥堂之媳，因月事屡次愆期，届期腹胀颇甚，来寓就诊。脉象弦细而涩，细为血虚，弦属肝旺，涩因气滞。知系荣血本亏，肝气内阻，血不能随气以流通，气不能输血以畅行，停滞于中，届期不至，是以经事不得如期；肝不能如常以疏泄，气不能顺道以输布，积聚于中，乘虚而发，是以经期腹胀甚剧也。遂与加味乌药汤，加沉香曲、大腹绒、陈皮、郁金、丹参、茺蔚等药。越三月，再来就诊。据云，前次服药之后，腹胀大减，经期亦准，以为病已愈矣。不意今次经行，又觉胸闷腹胀，不知何故。余诊其脉濡滑而迟，舌苔白腻。余曰：此与前病不同矣。前之腹胀，因于肝气，乃内伤病也。今之腹胀，因于湿邪，乃外感病也。病既不同，治亦有异，乃与藿香正气散加减，亦得应手而愈。

门人张又良按：经期腹胀，虽属轻症，惟治不对证，亦难奏效。即以此证而论，前因肝气，用乌药汤而效，后因湿邪，用正气散而愈。苟或辨证不明，安得效如鼓桴，故特药为之记焉。

4. 经期湿温治验

曹胡徐巷打线巷七号潘梅荪先生令嫒，去秋患血崩重症，诸医束手，经余治愈，惟病后失于调补元气，尚未恢复，今秋又患重病。始则形寒怯冷，继则恶寒发热，头痛骨楚，胸闷心烦，夜卧不安，腹痛便结，小溲短涩。适值经行之际，病势颇觉危急，发热第三日，邀余往诊，热度甚高。余谓此系风寒外束，暑湿内蕴。际此血室空虚，客邪乘势内陷，颇虑谵狂昏厥变端，为拟轻透疏解之剂。药未入口，病果转剧。其父心焦意乱，复延他医诊治。不料奄缠月余，尚未痊愈，白痦迭发，寒热不清，胸脘硬痛，呕痰盈碗，二便不利，形肉瘦削，杳不思食，已成坏病矣，乃复邀余往诊。诊得脉象弦滑，两尺无力，望得舌苔白腻，中后尤甚。此乃血室空虚，邪湿留恋，津液气血变为痰饮，三焦气机，窒塞不通，以致浊阴充斥，阳气大伤，颇有内闭外脱之虑。亟与肉桂、吴萸等宣通阳气以驱浊阴，藿香、佩兰等宣散湿邪而退寒湿，佐二陈化痰，三仁化湿。次日复诊，脉象较和，舌苔稍化，寒热转轻，胸次减舒，呕痰大减，腑气已通。知其内蕴之湿

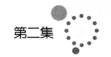

热，中阻之痰饮，已有渐化之象，再以前法加减治之。二剂而寒热已退，胸闷呕吐脘痛等症，均已渐愈，惟夜有盗汗，小溲尚短，邪痰虽化，余湿未除，浊阴内阻，虚阳外越。投以回阳、泄浊、化痰、渗湿，用附子、平胃、二陈、四苓复方调治，遽然腠理固而盗汗止，气化通而小便利矣。再进以调补之剂，竟获痊愈。

5. 经期暑湿治验

阊门外吊桥堍瑞昌信五金号主妇，夏月经水适来，忽发寒热，头痛且胀，胸闷咳嗽，始因误服辛温，反致寒热更甚，夜卧不安，头目眩晕，心悸不宁，继复误投清补，更致经水淋沥，旬日不止，二便癃闭，数日不通，病势危笃，阖家惶恐，急延余诊。诊得脉象濡滑，望得舌苔垢腻。余曰：此暑湿病也。夫暑湿为病，其势蒸腾，其性黏腻，非若寒邪之一汗即解，温热之一清即退。前医不知其为湿温，见其寒热头痛，误为伤寒而投辛温，反致暑湿之邪，随辛温升发之性，而蒸腾益甚，是以寒热反甚，夜卧不安，头目眩晕，心悸不宁也。见其头晕心悸，误为阴虚而投清补，反致湿热之邪，随阴柔滋润之性，而黏腻益甚，是以经水淋沥，旬日不止，二便癃闭，数日不通也。为今之计，当先用芳香之药，解其黏腻之性，淡渗之品，降其蒸腾之势。遂以藿香梗、陈佩兰、沉香曲等，芳香以化湿浊，赤茯苓、生薏仁、六一散等，淡渗以驱暑湿，佐以杏仁、象贝、蒌壳、牛蒡、枳壳、半夏等，宣肺化痰。一剂服后，次日寒热略退，胸闷大松，二便通，经水止，舌苔前半略化，病势大有转机。惟肺经之余邪，下移于大肠，诸经之余邪，归入于阳明，夹内蕴之痰滞互阻，又变为腹痛下利之症。再仿喻氏逆流挽舟之法，用黑荆、藿梗、荷叶等散其余邪；仿《内经》通因通用之旨，用枳壳、建曲、腹皮等，化其食滞。服后下利已减，腹痛亦轻，惟寒热虽减而未退，胸闷虽轻而未愈。再予宣化淡渗之剂，寒热即退，诸恙均瘥。后与调理之剂，遂得健，饭如常矣。门人俞步卿问曰：此病患于经期，何以用药不顾及乎？余曰：仲景以经水适来，脉迟身凉，书日明了，暮则谵语，为热入血室。此症脉不迟，身不凉，则表证尚未内陷，不神昏，不谵语，则热邪未入血室。此际只须轻解其气分之邪，断不可妄清其荣分之热，否则适足开门揖盗，引贼入室，岂不贾事哉。

6. 经期时疫治验

己巳之春，时疫盛行，其症之重者，头痛甚剧，头项强直，神昏谵语，尿闭便秘。中医谓之时行痉病，西医谓之流行性脑脊髓膜炎，传染甚速，死亡颇多。余虽专治女科，然妇女之患此者，亦多委余诊治。幸得经治以来，尚多应手，爰将治验之一，命门人又良志之。

潘家巷石家阁飞达纹织厂主人，顾六皆先生之夫人，骤染时疫，寒热咳嗽，头痛甚剧，颈项强直，胸闷恶呕，心烦腹痛，谵语不寐，二便闭塞，病势已达极峰，大有日不保夕之势，求治于余。切其脉浮弦而数，望其舌白腻而厚，乃系风寒外束于太阳，郁热内炽于肝胃。太阳之脉，入络于脑，阳明胃病，上至额颅，厥阴肝脉，上会于巅，三经俱病，故头痛甚剧也。且外则阳气被郁而为寒热，经脉受寒而为项强，内则肺胃受热而为咳逆，心脑

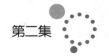

受热而为谵语。外寒颇重，内热已炽，蕴积为毒，酿成为菌，毒菌蔓延，危急非常。若专解其表，则内火有燎原之势，若专清其火，则外寒有郁闭之虞，必须表里兼顾，清解并施，乃以薄荷、豆豉、荆芥解其表，天麻、菊花、石决清其肝，茯神、半夏、枳壳化其痰，更佐以玉枢丹解毒杀菌，神犀丹清热解毒。一剂之后，头痛大减，寒热亦轻。第二日复诊，因其经水适来，血室空虚，恐其邪热乘势内陷，遂于前方去薄荷、豆豉，用黑荆芥、稆豆衣，以经期不可大发其汗，恐其津液外亡，故减轻发散之药也。又因其小溲不利，遂加滑石、通草，既可使邪热从小溲而分利，又可使其经水得淡渗而爽利也。服后果觉发热大减，诸悉均轻，惟越日头痛又作，颈脉动甚，静则耳鸣，动则头晕，清晨鼻衄，经水未断。切其脉象虚弦，望其舌苔红绛，知系邪热虽退，荣血已亏，血不养肝，肝阳上亢，以时疫痉病之头痛，又变而为阴虚阳亢之头痛矣。乃改用生地、白芍、天麻、石决、牡蛎、龙骨、磁石等养阴潜阳之药，浓煎徐服，遽得霍然。

7. 血虚经闭治验

有妇人在鸿生火柴厂作女工者，经停六月，腹部既无膨大之状，亦无胀痛之苦，迭服通经药，反致形瘦力乏，头晕心悸，来寓求诊。诊得六脉虚细，知系血虚之症。乃晓之曰：尔之疾，属血虚，非瘀血内阻之症，当徐补其血，缓固其功，不可急攻也，若妄攻之，必致体益虚，病益甚，莫能救矣。病者曰：诺，愿先生依法治之。遂与人参养荣汤加减进治，服二十余剂，果得经水通行，而身体复元矣。

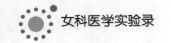

8. 血瘀经闭治验

昆山东门外张姓妇，始则经闭腹大，两载不愈，继则吐衄便血，一时交作，血出之后，腹胀略小，逾月之后，腹胀又甚。如是已发两次，迄今已延五载，甚至筋露脐突，腰圆背平，腹酸连腰，腰酸连腹，起居坐卧，均不便矣。顾君丹霞，见而怜之，嘱其速即赴苏就治。余先用生军、附片、牛膝、丹参、茺蔚、桃仁、郁金、玄胡、紫石英、王不留行等药，服两剂，泻下黑粪，如溪如血，腹胀随即大减，盖其宿积之瘀血，渐得随药而下矣。复用大黄䗪虫丸合通经丸、葱白丸加减，服二十余剂，月经至而膨胀消矣。惟类此之病，余见已多，病家每因其体虚形瘦，不敢多服攻破之药，每致功亏一篑，反遭毁谤，良可叹夫。

9. 气郁经闭治验

无锡阳舍陈长龄之妻，始患经闭，继病咳血，更兼咽喉疼痛，如有炙脔，吞之不下，吐之不出，形体日瘦，精力日衰，屡治不愈，已延两载。咸谓肺痨已成，不可救矣。且其家素信鬼神，据云因此病而用去祈禳送鬼等费，已达三百余元，然病势终觉奄缠不已，甚至形肉日瘦，几濒于危。其知戚郑桐芳君谓之曰：尔之疾，非苏州王慎轩莫能救治矣，盍往求之。乃驾舟来苏，委余诊治。诊脉弦细而涩，望色暗淡而枯。余曰：此病虽似肺劳，其实尚差一间耳。盖肺劳之脉必细数，今不数而反涩，乃气郁之脉也；肺劳之色必娇红，今不红而反暗，乃血瘀之色也。细推病情，莫非得于忧郁乎？病者点头称是。余曰：此盖忧伤脾，脾伤

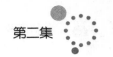

则津液变化而为痰；郁伤肝，肝伤则气血凝滞而为瘀。痰瘀互阻于内，气血流行失常，下则任脉不得流通，血因气滞而为经闭，上则肺气不得下降，血随气升而为咳血。郁气夹痰瘀阻于厥少之经，结于咽喉之间，是以咽喉疼痛，状如炙脔也。此等证候，苟不细辨，最易误治。前医每认为阴虚火炎之肺劳症，反致愈治愈剧，曾不知气郁而投滋补，反阻其气，血瘀而投清凉，反凝其血，是犹落井下石，安得不速其危乎。以余愚见，当用金匮半夏厚朴汤解其郁气，大黄䗪虫丸逐其瘀血，必有效也。病家深信余言，欣然受方而去。寻果日见功效，竟获痊愈。后曾来函道谢。以此益信金匮之方，确有神效也。

10. 痰多经闭治验

侍其巷冯姓妇，经闭五载，腹大如孕，由颜星齐先生介绍来诊。据云五年之前，经期尚准，始则经水递少，腹部渐大，遂疑为孕，继则经水停闭，腹部微动，更似受孕。求诊于医，亦断为孕，且服安胎之药，惟待十月生产耳。但至十月一年以后，尚未产下。医谓气血之虚，又进补剂。讵至三年四载之后，仍未产下。医谓怪异之胎，又进诸药，卒至形体甚丰，腹笥甚大，终不见有胎儿产下也。迄今已延五载，遍尝诸药无效，惟颜先生谓五年不产，恐非胎孕，故特介绍来诊，冀得是胎非胎之断定耳。余诊其脉，弦细而滑。夫脉象滑利，本似有孕，但尺脉不搏，少阴不动，两关不盛，殊非孕象；且弦为气滞，细为血虚，虽见滑脉，实非有孕。盖孕脉虽滑，痰脉亦滑，其人体丰腹大而见滑脉，实系肥人多痰之征也。且其腹部之动，动而极微，但觉少腹两旁，有筋跳动，实与有孕者不同。盖少腹中央之内为子宫，少腹两旁之内为卵巢，卵巢为产卵之所，子宫为怀孕之处，今其动不在怀孕之部位，当非怀孕之象，动在卵巢之部位，必系卵巢之病。良由体肥多痰，阻遏阳气，不能温煦冲任，无以催成卵珠。仅有阴血而乏阳气，致卵珠不得成熟，则经水不下，瘀血阻碍动血，则跳动有形。且余之经验，凡患此病者，其动多始于经停后之一二月，与怀孕之动于四五月者不同。余问此妇，亦云经停后一二月即动，其为病也无疑矣。遂谓病人曰：此为痰多经闭之症，必非孕也。闻颜先生治此甚有经验，仍可就近请其医治之。嗣以病人谓余诊断既确，治疗必精，坚欲委余施治。遂以苍莎导痰丸加温通经血之品，先投汤剂，继改丸药，竟得腹筒渐小，经水通矣。

11. 郁怒经漏治验

学士街振泰仁染坊主翁石宝昌之室，经漏已久，屡治无效，复感风寒，更增寒热，头胀目眩，胸闷骨楚，少腹胀痛，腑行不畅，舌苔薄腻，脉象浮弦。浮为外感，弦属肝旺。因问此病起于郁怒乎？曰然。余曰：此因郁怒伤肝，肝气横逆，血不能随气而循常，肝不能藏血以为守，是故经血妄下而为漏也。漏而不畅，少腹胀痛，尤为气郁之确据。加以风寒外束，荣卫不和，是以又见寒热头胀等症也。处方用荆芥、苏藿、橘枳、腹皮、香附、郁金、乌药、砂仁、藕节、沉香曲等。一剂而经漏即止，再剂而寒热亦退矣，以此足见用药贵乎对证，虽轻淡亦可获效也。

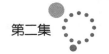

12. 血热崩漏治验

三茅观巷张姓妇人，因求子心切，误服热药，以致血热妄行，屡患崩漏，时见牙衄，舌苔薄黄，脉象细数。余用二甲、二至，加乌贼、阿胶、白芍、白薇、生地炭、荆芥炭、侧柏炭、藕节炭等，连服两剂，崩漏即止，惟牙衄未已，心悸带多。知其上升之火，尚未平熄。因思牙龈属胃，牙齿属肾，必系肾阴不足，胃火上升之故。复与玉女煎加减治之，牙衄亦止。再与养血止带之药调理旬余，而心悸带下等症亦痊矣。

13. 劳伤崩漏治验

曹家巷徐均燨律师之夫人，因运筹过度，劳伤乎脾，脾不统血，烦恼太甚，劳伤乎肝，肝不藏血，以致骤患崩漏。前医迭用清荣止血之药，病反增剧。余诊其脉虚弦而芤，按之不数，知非血热所致，遂与归脾汤合胶艾汤加减。崩漏即止，惟头晕腰酸，心悸少寐，审系血去过多，心肝失养，肝阳上扰，心神不安。复与龙齿、牡蛎、元武、白芍、茯神、枣仁等药，于是诸恙均告愈亦。夫人问曰：前医用止血药而血仍不止，先生不用止血药而血得止，此何故耶？余曰：治病必求本，余因夫人之脉虚弦，弦为肝气旺而不藏血，虚为脾气虚而不统血，故用补脾益气、养血柔肝之药，不止血而血自止也。

14. 老弱崩漏治验

闾邱坊巷东吴铁机厂顾贻嘉先生之母，年逾知命，经事未止，偶因操劳过度，以致忽患崩漏。延医服药，或轻或剧，久而

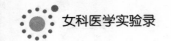

不愈，甚至头晕力乏，不能起床，心悸肉瞤，不能安寐，遍体酸楚，腹中疗痛。医者犹以为痛无补法，专用活血止血之药，殊不知此系虚痛，非实痛也。《金匮》治产后腹中疗痛，用当归生姜羊肉汤，与此病虽不同，理则无异。观其头晕不起床，心悸不得寐，岂非虚怯之明证乎。遂用金匮胶艾汤加味。服后即觉腹痛渐减，崩漏渐止。嗣因其女初次归宁，复伤劳倦，又患漏下，再与前方加减而愈。余治崩漏之症，必遵《内经》治病求本之训，虚则补之，实则攻之，寒则温之，热则凉之，不拘成见，不专固涩，随证施治，往往效如桴鼓。喻嘉言谓，治病必先识证，诚非虚语也。

15. 虚羸不孕治验

皮市街汪君季玉之室，妊娠危症，既得余治而愈，其舅嫂闻之，亦从上海来诊。因结缡九年，未曾生育。余察其形神羸弱，诊其脉息虚细，头晕心悸，腰酸力乏，经行甚少，带下颇多，知属冲任虚弱之症。盖任脉虚则带多，冲脉虚则经少。冲为血海，冲虚则荣血亦虚，不能濡养百骸，故见头晕心悸等症。任主胞宫，任虚则胞宫亦虚，不能摄精成胎，故有多年不育之疴。遂用巴戟天、菟丝子、元武板、鱼鳔胶补其任脉，紫石英、枸杞子、清阿胶、广艾绒补其冲脉，佐覆盆、乌贼、牡蛎以止带，香附、当归、益母以和荣。连服三剂，带下即减，经水亦多，是月遂得受孕，次年即获麟儿。后尝介绍苏沪同病者来诊，故知其验也。

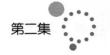

16. 痛经不孕治验

右邻仁和祥盔帽店汪姓主妇，伉俪早偕，熊梦未兆，乃夫年逾不惑，望子甚切，因委余诊。诊得左关弦涩，右关濡细，两尺郁涩，知系肝旺湿盛，气滞血瘀之证。问经期紊乱乎？曰：前后无定也。又问经期腹痛乎？曰：腹痛甚剧也。问纳少乎？便溏乎？带多乎？皆曰然。乃与香附、郁金、陈皮理其气，茺蔚、玄明、泽兰行其瘀，车前、萆薢等药利其湿热，沉香、石英等品和其冲任。来诊两次，服药四剂。逾三月复来诊，诊得两关滑甚，问得经居两月。余曰：此为有孕之征。后果足月而产，产后因患乳房肿痛，兼有寒热咳嗽，又来就诊。余投以薄荷、牛蒡、蒺藜、杏仁、象贝、僵蚕、旋覆、合欢、赤芍、竹茹、通草、瓜蒌、蒲公英等，寒热咳嗽随减，乳房肿痛亦轻。复诊去蒺藜、杏仁、薄荷、赤芍、蒲公英，加当归、乳香、没药、川郁金，外用甘草、葱管泡汤洗之，遂告愈矣。

17. 妊娠呕血治验

青年会夜校校长钱秉良之室，因怀孕两月，鉴于产育之苦，遂自服香窜堕胎之药，骤致大吐，甚则呕血，头目眩晕，睡卧不安，胸闷窒塞，腹胀绞痛，腰骨酸楚，二便俱闭，舌苔黄腻，脉象弦滑。余详察脉症，细审病理，知系荣阴本亏，痰湿素盛。阴虚则肝阳上扰，痰多则胃气上逆。平日每易头眩，眩甚则增呕吐，兹缘误服香窜攻下之药，香窜扰动，则肝阳痰浊，乘机上升，攻下推荡，则体工作用，乘势反抗，以致肝升太过，胃降不及，此大吐之所由来也。呕吐太剧，胃络损伤，血随气升，上溢于口，故致呕血也。肝阳夹痰上扰，则头晕少寐。肝气夹痰中阻，则胸闷腹胀，且甫孕二月，娇嫩不堪，妄投攻下，胞胎已伤，胞居少腹，胎系于肾，胎伤则腰酸，胞伤则腹痛。胞宫在膀胱之后，直肠之前，小便从膀胱而出，大便从直肠而来，胞胎将下，肠脬受压，以致大肠之传导失司，膀胱之气化无权，是以二便不利也。肝气上升颇急，胞胎下坠在即，欲降其上升之肝气，恐致动胎，欲挽其下堕之胞胎，恐致助肝。升之不可，降之非宜，欲为施治，殊觉棘手。惟有仿仲圣乌梅丸之意，酸以敛其肝，苦以坚其阴，且酸能安胎，苦能止呕，有一举两得之益，无顾此失彼之弊。加减进治，颇见效机，呕吐既平，胀痛亦瘥。惟头目眩晕，胸脘痞满，知其肝阳痰浊未平，改柔肝化痰之剂，病既渐愈，胎亦无恙，后至足月而产，产后亦尚健康。

18. 妊娠膈气治验

常海税所所长袁寅昉君之女，素患呕吐，已有年矣，嫁后月余，月经不来，呕吐益甚，每食辄吐，胸次郁闷，两足浮肿。延医诊断，谓系血枯肝旺，乃膈气而兼干血劳之重症也。然迭投养血平肝、理气通经之药，或无应效，或反增剧，奄缠四月，忧虑甚矣。余诊其脉，两关独盛，少阴动甚。曰：此有孕之象也。唯其胃中素有寒饮，本患呕吐，一经受孕，则旧病与恶阻相合，故致呕吐甚剧，而变膈气也。遂用金匮半夏干姜人参丸，合集验旋覆花汤加减。一剂而呕吐即减，再剂而饮食得进，腹部渐动，妊象显矣。

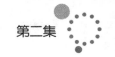

19. 妊娠喘肿治验

王枢密巷启新缎庄主人徐启堂之室，妊娠八月，骤患喘肿重症，喘不得卧，肿不能动，兼之发热面黄，心悸震宕，胸闷泛恶，腹痛下利。前医重在顾胎，不敢遽投峻药，无如病势日重，险象日增，病家惶恐甚矣，急来邀余往诊。诊其脉浮濡而滑，望其苔白腻微黄。余曰：此系风水泛滥，湿热蕴蒸之实证，若不急去其邪，母命必危，胎儿奚保，犹如皮之不存，毛将安附。为今之计，惟有背城一战，迅除其邪，或可挽回于万一也。遂与越脾加术汤合牛郎散。一剂喘肿即减，下痢亦爽。惟病家犹冀速愈，复延西医陈仲文先生同诊。彼之主张，与余相同，且谓欲愈其病，必动其胎，胎下尚无妨也。是日中西药并进，至夜半之后，忽觉腹痛甚剧，胞破胎下，母子俱安，而病亦得因是而渐愈矣。

20. 妊娠血崩治验

皮市街十七号汪季玉先生之夫人，怀麟七月，忽患胎漏如崩。先延西医治疗，断为胎盘前置，急须剖腹去胎，否则血崩不止，必致子母俱亡。或问其剖腹之后，子能活乎？彼曰子必不活。又问母能保乎？彼曰母难必保。病家闻言，惶恐已极，乃急急转请中医诊治。迭延数人，咸谓病重难治。延至六日夜间，崩冲益剧，势将虚脱，急来邀余往救。入其房中，血腥甚盛，非特病床被褥，尽沾鲜血，甚至床前床下，亦染殷红。诊得脉象细数，举按躁疾，望得面色㿠白，舌苔黄腻，头目昏晕，心悸懊憹，腰骨酸疼，少腹坠痛，胎动不止。知系阴虚而生内热，以致胎动太过，胞脉损伤，血热妄行，崩冲不止，迩因血去太多，气随血脱，阴不敛阳，虚阳浮越，大有岌岌可危、急救莫及之势矣。急仿古人血热宜清、血脱补气之法，用钱氏安胎饮重加人参治之。服后崩漏大减，诸恙均轻。病家以谓如此重病，随幸治愈，恐将来有难产之虑，乃先向产科西医，预定接生，并延其先来诊察。不料该西医又谓此症极重，必非剖腹不可，否则有性命难保之虞。病人一闻此言，骤然大恐，遂增头晕心悸，面红烘热等症，复来请余诊。诊其脉象左寸关动跃非常，知系大恐而扰动元神，颇有复崩之虑。再以秘旨安神丸，合胶艾汤加减治之。诸恙霍然，精神渐复。复因前次大崩之后，血染遍体，下身尤甚，今幸渐愈，遂思濯足。讵意濯足甫毕，胎气又伤，下血又剧，合家惊惧，急急再来请余往诊。诊得脉象左已离经，右脉尚平，少腹阵阵作酸，两腰酸痛欲堕。因思胎漏已延九日，大崩已有三次，难以再安其胎，当令早产为妙。遂用保产无忧丹加减，一面补其母体，以免虚脱，一面催其早产，以免久延。夜间服药之后，黎明即得安然产下，惟胞衣半已损破。产后母子俱安，合家感激非浅，后曾登报鸣谢，苏人皆知矣。

21. 妊娠白崩治验

　　钮家巷十号陆君维仁之令正，怀麟七月，始患血崩，继患白崩，崩下白滑之液，盈盆成斗，下流不止。先延西医诊治，谓系羊膜水，打针服药，俱无应验，合家惊恐，逆余往诊。余曰：此气虚不能固摄也，若不急治，胎将下矣。急与人参、白术、黄芪、陈皮益其气，白龙骨、白扁豆花止其崩，保胎牛鼻丸固其

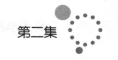

胎。一服即轻，再服遂愈。惟停药太早，体元未复，以致八月即产，产后多病。幸得早邀余诊，亦获治愈。

22. 妊娠漏红治验

阊门内戈家弄韩君优久，乃余之同乡也，其继室怀麟三月，因前妻之死，真相不明，经其族人国铎、国钧，诉诸法庭，谓被史俊卿所谋毙。屡次提审，且加剖验，以致韩君急于奔命，疏于顾家，内外家务，悉赖其继室操劳。偶不谨慎，伤及腰部，骤至腰痛甚剧，连及少腹，里急下坠，漏红不止，势将堕胎。急托友人驱车来邀，余即往诊。渠问胎能保乎？余曰：腰为肾之府，肾为胎之根，腰酸甚剧，肾脏受伤，夫两肾之中，名曰命门，命门含有磁气，主能固摄胎元，肾脏既伤，磁气不足，以致胞中之胎，不得命门磁气所摄住，反被地心吸力所吸引，是以少腹坠急，将有堕胎之虞，幸得救治尚早，当能挽救。遂与加味安胎饮，合苎根汤、通气散，加减进治，一剂痛止，二剂遂安。

23. 产后喘肿治验

因果巷徐木作之妻，操劳过度，体质本亏，胎前肿胀咳喘，延不服药，产后喘肿益甚，犹不医治，及至喘甚而厥，始延西医，打针之后，病即大减。次日病又大作，气喘不得平卧，肿胀不能举动，心悸欲按，头晕欲扑，急来邀余往诊。诊得脉象虚弦，望得舌起糜点，症势危急甚矣。余用附子理中汤合济生肾气丸、医门黑锡丹，加灵磁石、紫石英、半夏、沉香等治之。服药之后，气喘大减，心悸亦轻，惟咳嗽胸闷，肿胀未消。二诊合五皮、五苓、二陈复方图治，于是咳喘肿胀等症，均得轻减。再以前方去五苓，加肾气丸、陈皮、香附、砂仁、薏仁治之，二剂之后，诸恙十去七八矣。嗣因又增腰腹疼痛，大便泄泻，再与理中合四神及舒肝乌龙丸，加肉桂、益智、胡芦巴治之，一剂痛泻渐减，再剂更减。惟忽出鼻衄，病人以为热药太重所致。余曰不然。此乃下焦阴寒太盛，格阳于上，迫血上溢所致，勿以鼻衄为热，而致改弦易辙也。仍以理中加杜仲、牡蛎、龙骨、补骨脂、五味子治之。两剂后，鼻衄既止，泄泻亦愈。后与调补之剂，于是元气来，诸恙尽退而愈矣。

24. 产后瘛疭治验

阊门外大世界魔术家邱胜奎之妻，去夏产后患病，适因大世界倒闭，胜奎已赴无锡演术，其妻病急，邻人见而怜之，一面电告其夫，一面邀余往诊。甫至其门，闻其楼上震动之声甚剧。余惊问曰：此何声耶？其邻人曰：此即病人震动之声也。余即登楼诊视，见其两手两足，瘛疭抽搐，急剧异常，手振不得自主，舌掉不易发言。欲诊其脉，须两人握住其手，欲问其病，须旁人代达其意。细审病情，知系产后去血过多，受热太甚，内外交迫，津血大亏，脊髓神经失养，则运动错乱，不由自主，故为瘛疭也。遂重用生地、首乌以养津血，石决、钩藤以清神经，稍佐以清暑化痰之药。一剂稍瘥，二剂大瘥，第三日即能来寓就诊矣。或问瘛疭之病，古称肝风，何以先生称为脊髓神经之病乎？余曰：中医之言肝者，包括脑脊神经而言也。如《经》曰：肝者将军之官，谋虑出焉。又曰：道生智，元生神，神在天为风，在地为木，在体为筋，在脏为肝。观其所谓将军者，即指神经主运动而言也；所谓谋虑者，即指神经主知觉而言也；智者、神者，实皆指神经之作用也。盖脑虽生于肾，主于心，而其作用实始于肝，盖肝经与督脉上会于巅，故脑脊神经皆包括于肝，因而神经之病，亦多称为肝病也。

25. 产后伤寒治验

观前街大康顾绣庄之小主妇，新产之后，沐浴受寒，以致头项强痛，骨节酸楚，肢冷身热，腹痛干呕，大便泄泻，恶露不下，舌苔薄白，脉象沉迟。余用四逆汤加肉桂、楂肉等治之，恶露得下，痛泄即止。再以古拜散加黑豆、泽兰等治之，寒热即退，诸恙均瘳。后与调理之剂，遂得健饭如常。或问：此病既有头痛发热之表证，何不先解其表而反先温其里乎？余曰：病有缓急，治有先后，必须审其缓急，决其先后，急者先之，缓者后之。此病虽有表证，但因四肢发冷，大便泄泻，脉象沉迟，脾肾之阳气大虚，里证已急，故当先救其里也。《伤寒论》曰：病发热头痛，脉反沉，若不差，身体疼痛，当救其里，宜四逆汤。况产后正气大虚，邪气易陷，既见沉迟之脉，又见泄泻之症，里虚已甚，内陷在即，若不急救其里，先发其表，必致阳亡于外而见喘汗之脱证，邪陷于内而见昏厥之闭证，闭脱俱见，攻补两难，虽有扁鹊，莫能救矣。惟此证辨之甚难，知之非易，苟不细辨，必致偾事。东垣谓此事难知，岂虚语哉。

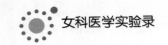

26. 产后伤暑治验

苏州中国银行会计徐味真先生之侄媳，怀娠三月，感受暑邪，壮热心烦，舌强耳聋。前医先投犀角、羚羊等品，未见效机，复与半夏厚朴等药，反致堕胎。产后壮热益甚，竟达一百零六度，兼之呃逆自汗，神昏谵语。幸赖王鸿翥药铺顾君，竭力介余往诊。余乃先遵丹溪大补气血之法，用人参、枸杞、龙齿、茯神、益元散等，扶正气而安心神，遂得呃逆止而自汗收矣。再遵仲景竹皮大丸之意，用竹沥、石膏、白薇、连翘、六一散等，清暑气而化痰热，遂得神识清而谵语减矣。且服大补大凉之后，其恶露反觉增多，第三朝又下瘀血甚多，与蜕膜同下，于是壮热等症均轻矣。嗣因余沾微疾，辞不获往，渠遂改延他医，复投凉剂，奄缠二旬，仍未痊愈，复延余往。病已改变，盖由壮热变为戴阳，谵语变为郑声，耳聋变为耳鸣，神昏变为神衰，且气短不足息，心悸不能寐，呵欠不止，泛恶不食，大便枯燥，小溲自遗，一派虚象毕现，又入险途矣。此缘他医见余用凉药而效，遂执原意而重用，甚至每剂石膏用四两，金斛用三两。庸知寒凉太过，正气大伤，阴柔太过，阳气大虚，故致变证蜂起也。余遂投以参附回阳，龙牡固正，佐以橘红、远志、半夏、秫米化痰安神，当归、枸杞、柏子、松仁等养血润肠。一剂之后，诸恙即轻。再以原方加减，或加灵磁石以治耳鸣，或加桑螵蛸以止遗尿，加鲜稻叶、炒谷芽以苏胃气，或加扁豆花、稆豆衣以祛余邪。调理旬余，始获痊愈。然两次转危，俱属误治，虽获挽救，亦属侥幸。余之所以记此者，绝非谈彼之短，说己之长，盖欲使后人读之，明误治之害，知疏忽之戒也。

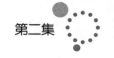

27. 产后结胸治验

南显子巷叶拙农先生之夫人，前年产后患昏厥重症，经余用石膏生地救治，得庆更生。去年又育麟儿，复患险症。当令仆来邀之初，向仆问之，谓系产后患脘痛。余以为平常肝胃气痛而已，比及乘舆而往。细审病证，知产后七朝，外则风寒乘袭，内则瘀滞停留，误被西医早投泻下之药，遂增脘次硬痛，大便泄利，以致病势转重。此乃正气本亏之体，更加攻伐之药，以致表邪内陷，郁而不达，即仲景所谓结胸证也。况值产后之初，恶露已止，其恶露之所以早止者，亦由风寒所阻耳。既属表里同病，又系伤寒误下之坏病，病势急迫，不轻于前，乃先进桂枝、黑荆之辈，使其邪从表入者仍从表出，佐良姜、枳壳、郁金以开结胸，加山楂、泽兰、玄胡以消瘀滞。次日再诊，幸得寒热渐退，结胸已轻，乃去桂枝、良姜，加黑豆、茺蔚，服后病遂大减。嗣与调理旬余，竟得健饭如恒，连年两次重病，均得痊愈，亦云幸矣。

门人嘉济按：治病贵乎随机应变，对症处方。观此案前年产后，用生石膏、鲜生地等寒凉之品而得挽救，去年产后，服川桂枝、高良姜等辛热之物而获痊愈。夫同是一人，同在产后，而所用之药，绝然不同，诚以人虽同而病则异，决不可胶柱鼓瑟也。欲研究医学者，能于此等医案中，三思其意，则进步必无限量矣。

28. 产后肠痈治验

接驾桥新泰衣庄徐漱石之妇，产后患肠痈，病势甚剧，经余

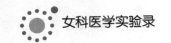

医治而愈，其经过情形，非常危险，爰嘱门人嘉济，濡笔记之。

己巳孟冬之初，出诊甫回，万籁已寂，正宜静坐片刻，而执卷焉，忽闻敲门之声甚急。饬仆启门视之，乃漱石来速余往也。余想深夜来邀，病必逼急，救人之急，当如己事，遂乘舆而往。一见病者，令人咋舌，自汗如珠，神昏若厥，肢冷似冰。细问病情，据云寒热腹痛，已有二十四日，昨请中医某，曾投泻下之药，泄泻无度，腹痛甚剧，今已请西医注射止痛针，腹痛虽减，危象反起，复延西医至，冀施善良之策，谓系产褥染菌病，子宫炎腐，非洗涤不可。然病势已至如此，何敢再施手术，故特拜恳老师诊治，未知尚能再生否。余细诊其脉，详考其情，乃知此病由孕中积受寒湿，伏而未发，产后复得新感，引动伏邪，寒束于外，热郁于中，湿热内蕴，荣卫不从，蕴结于阳明大肠之间，已成肠痈矣。加以湿热郁蒸，夹痰交阻，心神不得安宁，阳气不得外达，故致神昏厥冷也。且因产后体虚，正不胜邪，虚阳上浮而头晕，津液外泄而自汗。但书有云：产后有三夺，一曰大汗，一曰大泻，一曰大下血。苟有其一，已称危险，今况三者俱全，虚实夹杂，本属不治之证矣。但因恻隐之心，油然而起，再三筹思，乃遵丹溪产后大补气血之意，仿仲景龙牡救逆之法，先用人参救其脱，龙牡止其汗，佐二陈以化痰，二苓以渗湿。幸得一剂之后，厥逆已回，自汗亦止，惟胸闷未畅，痛泄不止。次日再投甘、桔、枳、芍排其脓毒；薏仁、败酱化其湿毒；藿梗、陈皮，宣其气，茯苓、通草利其湿。一剂而腹痛渐止，二剂而大便下脓，于是寒热胸闷等症均减矣。其家人莫不喜形于色，欣欣然向余道谢，意谓病可愈也。不料病者稍觉转机，遂进甜食，至三十三日，痛泄又剧，寒热亦高，舌苔突然垢腻，约有三分之厚，实为数十年来从未有见之苔，不盛骇异。良由旧阻之湿热邪痰，本未清澈，又加新进甜腻之物，益肆暴虐。斯时也，正气克伐已甚，邪气鸱张又剧，补既不可，攻亦为难。盖姑息养奸，固非良策，若背城一战，亦属非宜，勉拟疏运中焦而化邪滞，以平胃三仁加减治之，幸得药进之后，尚觉合度，寒热既轻，痛泄亦减，且胸前已有白痦，但未透耳。不料至三十五日，又起变端。舌苔之垢厚者，转为糜腐，寒热之渐轻者，又觉增高。其母及夫，焦急万分，余亦日夜不安，终思设法挽救，遂嘱再邀谱弟怀萱，同诊议方。仍以平胃三仁加减，尚觉略有转机。继因其母心急太过，另请他医诊治，仍无功效。至三十九日，复来邀余往诊。余复投以扶正托邪、化湿排脓之剂。至四十二日，竟得寒热退而诸恙大减。嗣得来舍就诊，与以调补药剂，病势日愈，形体渐丰。以此重病，得能复原，诚幸矣哉。

29. 产后腹痛治验

常熟周少轩令正，半产之后，恶露不下，致少腹冷痛，甚则痛厥。常熟医家，迭投攻瘀止痛之剂，未奏肤功。后闻其知戚陈再生之内人，产后患奇疾，曾由余救治而愈，周妇遂乘轮船来诊。余诊其脉象浮濡而涩，望其舌苔白腻而厚，遂问之曰：尔其有寒热、骨楚、胸闷、泛恶、溲少、带多等症乎？对曰：然，先生何以知之？余曰：浮为风，濡为湿，舌白为寒，腻为湿。风寒夹湿束于肌表，则必寒热骨楚，阻于中焦，则必胸闷泛恶，蕴于下焦，则必溲少带多。以此推之，则恶露之所以停留不下者，亦必被风寒痰湿所阻也。治病必求其本，务除其因，若见其恶露不下，概用普通攻逐之品，岂能有效哉。此病必须先解其邪，方可再攻其瘀，乃先与樊开周先生藿朴胃苓汤加香附、紫苏、沉香曲。一剂后，寒热即减，胸闷亦松，舌苔化薄，小溲较利，知其风寒痰湿，已得渐解。复于前方中加延胡索、失笑散。两服后，恶露即下，腹痛顿愈。再与桂枝、紫苏以调和荣卫，蒌皮、薤白以滑利气机，半夏、橘皮化其痰，茯苓、泽泻利其湿。一剂寒热即退，诸恙均愈。再与丸方，令其回里。后曾来函道谢，云已康健如初矣。

30. 产后淋痛治验

水关桥陈姓妇，堕胎之后，忽患淋痛，甚致痛厥。前医迭投通淋利水之药，不效，后请余诊。细审病情，实与普通之淋证不同，盖其病起于恶露早至，瘀血逗留，夹湿热互阻，阻于尿道之口，不通则痛也。故其始则少腹疼痛，即系瘀阻之征，迨则黄带连绵，即系湿热之候。惟因病延已久，变证丛生。因湿热蕴蒸而为胸闷泛恶，因虚阳上扰而为头晕不寐。乃先与肉桂、血珀、归尾、沉香等，行气血而止淋痛；半夏、秫米、茯神、龙齿等，潜虚阳而安心神。服后即得神安痛减，便觉大有转机，复于前方加牛膝梢、生蒲黄以祛瘀，车前子、粉萆薢以理湿。服二剂后，淋痛已止，带下亦减。惟头晕腰酸、胸闷纳少，盖因恙延已久，脾肾暗亏，余湿未除。乃再与杜仲、白术、茯苓、泽泻等调理之剂，以善其后。后伴其邻妇来诊，已见康健如常矣。

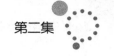

31. 产后久漏治验

广东杜姓妇，小产之后，经漏三载，屡治无效。嗣经苏友召其来苏，求余诊治。惟因苏广遥隔，舟车跋涉，感冒风寒，恶风咳嗽。余先以雷氏微辛轻解法加荆芥、前胡等治之，服后表证即解。再与香附、苏梗、乌药、陈皮、砂仁、荆芥炭、归身炭、郁金炭、藕节炭、震灵丹等理气引血之药，一剂漏下即减。再与前方加阿胶、白芍、艾炭进治，不数剂后，半载病根，尽得蠲除。后与调补丸方，欣然受方而归。

32. 产后崩带治验

阊门外上津桥薛姓妇人，自曩年后，疾病连绵，已延四载，时而血崩甚剧，时而带下甚多。迭经诸医诊治，或投清凉，或投止涩，而崩带终不能止，甚至饮食不进，形肉瘦削。咸谓病入膏肓，不可救药矣。偶于沐泰山药肆中，遇人谓之曰，此病惟吴趋坊王某能治，盍往试之。因来就诊。诊得尺脉浮弦而滑，望得舌苔厚腻而白，因知此病必非寻常之崩带可比，乃详细询问。问得形寒怯冷，头痛骨楚，胸闷泛恶，腹胀瘕痛。余曰此病由于昔日新产之后，冲任俱（或两）虚，外而风湿乘袭，内则肝气阻滞。冲脉为病，则荣血妄行而血崩；任脉为病，则阴液妄泄而带下。因于风湿，故见形寒怯冷、头胀骨楚；因于肝气，故见胸闷泛恶、腹胀瘕痛。由此观之，则此崩带之原因，实由于风之扰动，湿之蕴化，肝之疏泄太过，气之乖乱无常也。苟不去其风湿，平其肝气。徒用清凉止涩之药，是犹盗入而闭门，虎来而欢迎，安得不增其病乎。其风湿久而不退者，因止涩恋邪之害也；其饮食久而

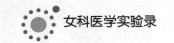

不进者，因寒凉伤胃之故也。良由此等崩带，迥异寻常，稍不细察，便易误认。是以久治不愈，反致增病也。余乃用荆防散风以胜湿，苏藿理气而祛邪，二陈汤化其痰湿，抑气散平其肝气，归炭引血以归正路，艾绒引药以达冲任。一服而形寒骨楚即减，三服而血崩带下即瘥。嗣与理气化湿之药，调理而愈。

33. 产后阴坠治验

金阊德馨里周芝生之室，体弱屡病，迭经余为诊治，幸得痊愈而获麟儿。第因怀胎坐草，复虚其虚，以致分娩之后，阴户有物下坠，状如血瘤，欲收不得收，欲去不得去。举家惶恐，急来请余。余验之曰：此子宫也。盖因母体虚弱，固摄无力，以致子宫随胎而翻出也。若久久不收上，或流血不断，或变成死组织，轻则终身绝孕，重则生命堪虞。治宜大补气血，升提阳气，方可奏功。遂令内服收阴散（即十全大补汤去茯苓、黄芪，加枳壳、升麻、沉香、吴茱萸），外用五倍子，煎汤洗之。逾半日后，其子宫即渐渐而缩上矣。后再与补养气血之剂，调理而安。

34. 老妇类中治验

同道唐慰氏君之令岳母，年逾知命，屡患崩漏，崩后失于调养，反加烦劳，以致头目眩冒，卧寐减少，犹不自知静养，因而诸恙丛生。食则胸闷泛恶，卧则心悸不寐，臂酸骨楚，筋惕肉瞤，甚至神识昏瞀，言语错乱。举家惶急，来邀余诊。诊其脉象弦细，至数模糊，知系崩漏之后，荣阴大亏，神经失于灵动，心血大虚，神明无以自主，加以烦劳过度，肝阳夹痰上扰，已成类

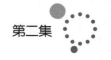

中，非轻恙也。姑用龙骨、牡蛎、磁石、决明以镇之，朱砂、茯神、枣仁、秫米以安之，佐入天麻、半夏等化痰之品，并令另服琥珀多寐丸。一剂神识稍清，再剂诸恙均减。三诊加入当归、白芍、杞子等养血柔肝之药，服后病势大减，惟精神不振，健忘嗜卧。乃再与人参、沙苑、菟丝、杜仲、巴戟、杞子等补肾益气之品，以助精神之恢复。盖神经之根本在于肾命，神经之作用在乎阳气。补肾益气，即所以补精神也。服后果觉神经渐复，诸恙遂得因是而渐愈矣。

35. 老妇痰厥治验

江苏水上省公安队游击队队长李国斌之老母，年逾古稀，痰多气急，甚则昏厥，兼患胸闷胁痛，腹胀便难，委余往诊。余诊其脉象弦滑，知系肝气夹痰交阻之证。肝主左升，肺主右降，血虚则肝升太过，痰多则肺降不及，故痰升气急而厥也。胁为肝之位，腹属脾之部，肝气自犯则胁痛，克脾则腹胀。年高病急，本虚标实，症势非轻，治疗颇难。姑遵古人急则治标之意，先与旋覆、代赭，合三子养亲汤加减。服后气急略平，胁痛尚剧，再与三子养亲合二陈汤，加桂枝、郁金、杏仁、苡仁、丝瓜络等，于是病遂大减矣。次年因队长剿匪阵亡，老母悲痛欲绝，遂致痰厥又发，不及服药而逝，悲夫。

36. 妇人吐血治验

调丰巷邵姓妇，患吐血呕恶，咳嗽胁痛，潮热便结。前医谓其已成劳怯，不能治矣。嗣据其邻妇谈及，云：余昔患咳嗽吐血，蒙女科医士王慎轩先生治愈，汝病与余相同，胡不亦求王先生诊治乎。邵妇闻言，欣然来诊。余诊其脉，左弦右滑，重按尚觉有力，两尺亦尚有神。余曰：此病尚可治也，汝其勿忧，余当为汝治愈之。惟治病之道，首贵识证。识证者何，即辨明斯证之病原，审明斯证之病机，犹如兵家之攻敌，必须识敌人之内容，明敌人之地势，庶几攻无不克，治无不效矣。细察此证，实由于郁怒伤肝，肝气上逆，冲犯于肺，肺失肃降，始则气逆而呕咳，继则咳伤而吐血。《经》曰：治病必求其本。此病既由于肝旺，当以平肝为先，肝气平，则呕咳吐血等症，自能愈也。乃与旋覆、代赭、海蛤、紫石英、瓦楞壳、川郁金、枳壳、竹茹、茯神、川贝、茜草、牛膝、三七、藕汁等。果然两服之后，吐血已止，诸恙均减。再以前方加减，调理而愈。

37. 少妇肺痈治验

虎邱吴厚载之室，患肺痈咳吐脓血，腥臭异常，兼患瘕癖胀痛，已延五月余矣，或投清肺之药，则瘕癖胀痛益甚，或用香燥之药，则咳吐脓血益剧。每服药，必增病，甚至不敢进药矣。无如病势日重，形肉日削，复受外感，又发寒热，深虑死期已迫，莫可救矣。求余诊断，仅欲一决生死而已。余曰：病虽危，尚可药，惟本虚标实，上热下寒，用药必出奇兵，方可取胜也。乃先仿华佗治产后外感之法，以一味愈风散，退其寒热，取其散表邪而能引血归经，俾可兼治咳吐脓血也。继仿仲景治肠痈已溃之法，以当归赤豆汤加味，化其脓血，取其治肺痈而能和荣止痛，俾可兼治瘕癖胀痛也。治表而不妨其里，且能治里，治上而不妨

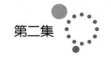

其下，且能治下，药虽不多，效果立见，寒热既退，脓血亦减。嗣又重用合欢皮至二三两，取其理气解郁，和荣排脓，一举两得，无顾此失彼之弊，竟得渐获痊愈。惟病后失于调补，次年复患血崩，又邀余诊。无如血崩甚剧，不及服药而死，惜哉。

38. 妇人肺劳治验

浦口车站赵景韩先生之室，因辛劳太甚，悲郁过度，遂致咳嗽气喘，咳吐痰沫，形肉瘦削，潮热频发，喉中如有炙脔，神识如若丧失，胸脘痞闷，腰骨酸楚，少腹不舒，小溲不长，左半身麻木不仁，右胁下积聚攻撑，俯仰不利，转侧不灵，已延三载余矣。经浦口下关诸医诊治，或服药而毫无片效，或服药而反致增病。且西医又谓肺劳已至第二期，法在不治，更有谓劳病已成，恐神仙袖手，反不如听之为佳，以免徒耗医药之费也。然贪生恶死，人之常情，一息尚存，必思挽救。闻得余治此病，颇有经验，始则通函论诊，继则扶病来诊，渡长江乘火车，不远千里而来，盖为求生恶死耳。经余详细诊察，知其病之所来者，实由肝郁而成肺劳也。《经》曰：肝咳之状，咳则两胁下痛，甚则不可以转，即是证也。观其胸脘痞闷，小便不舒，右半麻木，胁下积聚，喉中如有炙脔等症，何一非肝郁之为病乎。肝郁已久，郁极生火，上刑肺金，下吸肾阴，肺不降气，肾不纳气，肝气夹冲气上逆，则为气喘咳嗽，肺阴与脾阴俱亏，则为潮热羸瘦。《经》曰：九候虽调，形肉已脱者死，于法当属不治矣。然余对于不治之症，必思挽救之法。常谓医而不能起死回生，安得称为仁术，且幸迭救不治之症，尚觉应手，故此证虽属不治，余亦极愿尽力

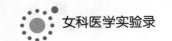

为其图治。先与阿胶、沙参等药养其肺，茯神、山药等补其脾，熟地、杞子等药滋其肾，稍佐以顺气化痰解郁平肝之药，服后气喘渐平，烦热亦减。盖肺渐足则肃降有常，肾渐足则摄纳有权，故其气喘得轻，阴渐足则虚阳自潜，脾渐足则虚火自敛，故其潮热得减。然其所以致此者，实由于肝郁。今反先用补养者，何也。先顾其本也。二诊之后，乃重用合欢、金萱、旋覆、郁金、川贝、橘络、牡蛎、蛤壳、丝瓜络、白芥子、括蒌皮、制香附等解郁理气化痰通络之药，加减进治，竟得渐愈而归。且余以此法治愈肺劳者，已有多人。盖肺劳一症，西医名为肺结核，每与瘰疬同病，夫瘰疬系外皮之结核，肺劳系内脏之结核。中医治瘰疬用解郁化痰之药，恒有效验，人皆知矣，惟以瘰疬之治法，移治肺劳，亦颇灵验，人未知也。兹特表而出之，俾自今以后，肺劳得有治法也。

39. 妇人肿胀治验

外跨塘姚姓妇，左胁之下，素有痞块，以致三焦气机不利，决渎无权，延成肿胀。遍体浮肿，满腹胀大，纳谷减少，腑行燥结，舌苔白腻，脉象弦滑。断为肝脾气郁，寒湿内阻，清阳不宣，浊阴凝聚，非温化不能奏效。乃用熟附子、胡芦巴、淡苁蓉、葫芦瓢、赤苓、泽泻、陈皮、砂仁、半硫丸等药治之。服二剂，二便通畅，肿胀大减。再以前方加越鞠丸，令其多服数剂，可占勿药之喜矣。

40. 室女癫狂治验

严衙前周裕如先生之内侄女，年幼失怙，又无兄弟，孤身只影，寄养于姨。时年二九，赋性聪敏，每悲父母早丧，又怨境遇不顺，由是抑郁寡欢，忧愁成疾。始则心神恍惚，夜卧不宁，继则神经错乱，举止失常，笑骂时作，悲哭频发，痰多便结，肢冷手麻，时轻时剧，忽癫忽狂。前医迭投犀羚羊珠黄，久治无效。庚午元旦之次日，邀余往诊。诊其脉象，郁促无序，望得舌苔，黄腻而厚，审证察脉，知系肝家气郁，郁极生火，气火升腾，痰浊交阻，阻遏清阳，蒙蔽灵窍，神明无以自主，气机不得宣通。故始则有恍惚失眠之预兆，继则有神昏便结之变态也。乃用旋覆、郁金、合欢等药解其肝郁，决明、珠母、桑菊等药清其肝火，大黄、黄连泻其升腾之气火，竺黄、竹沥化其蕴积之痰热，更佐以朱茯神、朱灯心、紫贝齿、虎睛丸等安神宁心之品，加减进治。初剂重用解郁化痰，癫状已减，狂象益剧，盖其内郁之火，已得外达。再剂重用泻火清肝，狂状大减，神识欠清。复于前方加菖蒲、胆星、生白矾、生铁落，二三剂后，神识遂轻。其姨母以为既得清醒，当可无虞，且因家中有事，遂致停药。讵料数天之后，正气未复，余烬未熄，因多食杂物，大便不通，以致胃火夹痰热内炽，又发昏狂。金谓病势反复，必难愈矣，急来再邀余诊。余以大承气汤泻其胃火，涤痰汤导其痰热，药下便通，神识即清。越日遂能偕其姨母自行来诊，与常人所差无几矣。再与以解郁化痰之品，宁心安神之剂，调理而愈。

41. 乳汁清冷治验

马军弄寥姓妇，素患乳汁清冷，以致屡次所哺之儿，或羸瘦，或夭亡。今哺儿未及一月，而婴儿已极羸瘦。经余诊断，知

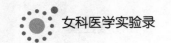

系阳明不足，气血衰弱所致。盖乳房属胃，乳汁发源于胃，胃为阳明之腑，水谷之海，能将水谷所化之糜汁，上输于乳房，变化为乳汁。今因阳明之阳气不足，是以乳汁不温，阳明之谷气不充，是以乳汁不浓。夫阳明本为多气多血之经，何以反致不足，必因气血衰弱也。遂与十全大补汤去地、芍、苓、草，加钟乳石、白通草、全瓜蒌、薤白头、福橘络、炒谷芽等，并令多饮猪蹄汤，后果有效。

42. 乳痈肿溃治验

同学李云芝，经商于苏，携眷同来。其妻产后患乳痈，始则乳房肿痛，继则溃烂成脓，赴医院求诊，谓须速即割治，否则殆矣。惟病人惧割，复商于余。余曰：此病发于肝胃，由内而外，虽割奚益，治其肝胃，则病自愈，吾可为君设法，毋庸割也。乃与神效瓜蒌散加生黄芪三钱，三服而愈。云芝曰：吾当以中医长于治内病，西医长于治外伤，不谓中医之治外疡，更有胜于西医者，真令人钦佩之至云。

第三集

王慎轩 著

门人

沈潜阳　王道济　管愈之

张又良　王德箴　郁佩英

何嘉济　朱企懿　唐景昭

谈元生　龚敏仁　顾志道

同辑

验 案

1. 淋带重症治验

常熟翁建侯夫人，年逾不惑，病延二载，叠经各地名医诊治，已经服药三百余剂，而病势日渐沉重，拟勿药以待毙矣。嗣得济公活佛乩训指示，谓求苏州王慎轩医治，必可痊愈。乃自租汽船，来苏就诊。曰：病之初起，本甚轻浅，仅觉腹胀食少，溲涩带下；继则白带渐多，小溲淋痛；近则白带如注，小便极难，努责许久，仅下点滴，或如膏油，或带血水。小腹坠痛，痛势甚剧，腹不知饥，口不能食，每日早晨，神气稍轻，一交午后，疲倦非常，百药备尝，一无应效，痛苦已极，求死不得，真如活受地狱之罪矣。言时泪涔涔下，余亦为酸心焉。望其形体瘦弱，惟两目尚觉有神；诊其脉象虚细，惟两尺略觉滑利。余曰：此乃误治之坏病也，差幸脉症相符，神气未脱，尚有治愈之望也。病人喜曰：先生若能愈我之疾，真神医矣。余曰：贵恙本系湿热阻于中下二焦，膀胱内膜炎及子宫内膜炎并发之症，前医早用补涩之药，以致由轻而重，由重而危，故变带下如注，小溲淋浊，小腹坠痛等症也，至于不饥不食、精神疲倦等症，乃由局部病而诱起全身病也，只须先退其子宫及膀胱之炎肿，则全身之病，亦可渐愈也。乃与防风、白芷、升麻、柴胡、赤芍、丹皮等消散其炎肿，佐以半夏、川贝、陈皮化其带浊，苦参、山栀、连翘清其湿

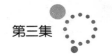

热，连服五剂，坠痛大减，小溲已爽。再以前方加减进治，二载
痼疾，半月痊愈。翁君伉俪，感激异常，每遇亲友妇女患病，必
竭力劝其来诊，且常相往来，竟成莫逆之交矣。

2. 带下奇疟治验

疟疾，常恙也，人所易患，治所易愈者也。外疟不记，此何
以记。记其症状奇特，收效迅速，足启后人治病灵活之道，而除
用药固执之弊耳。

胥门马生泰砖瓦行主人马锦甫之妻，患疟已延半年有余，间
日一作，作则甚剧。历经苏沪常州无锡诸医诊治，或执少阳为
病，而投小柴胡等和解之剂，或谓久疟伤津，而投何人饮等腻补
之药，或与青蒿鳖甲汤，或投常山截疟饮，诸药遍尝，竟无一
效。自念疾必不起，惟有终日忧思悲哭而已。幸得伊友往告曰：
余闻妇人之患病难愈者，若求王慎轩先生诊治，必有奇效，盍
不往试之乎。乃偕来就诊。诊得脉象沉迟乏力，望得面色淡白无
华，闻其语声轻微低软，问其病状奇特异常，每隔间日，一交寅
时，必觉腰痛如折，骨楚如杖，始则形寒，继则形凛，直至薄暮
又作寒战，寒战颇甚，甚致四肢麻木，不知痛痒，迨至黄昏，始
觉发热，发热亦甚，甚致神识昏瞀，不省人事，逾时汗出，始得
渐退。余细审其病，与常疟不同，因再问带下甚多否。曰：带多
似崩。又问少腹瘕痛否。曰：瘕痛颇甚。余乃恍然悟曰：此是奇
经八脉之病也。《难经》曰：阳维为病，苦寒热。《内经》曰：阳
维之脉，令人腰痛。又曰：任脉为病，女子带下瘕聚。此病腰痛
甚剧，寒热甚盛，带下亦多，瘕痛亦甚，确系奇经八脉中之阳

维、任脉为病也。阳维为动物性神经之分枝，任脉为植物性神经之总干，此二种神经之所以受病者，必因忧郁过甚，寒湿乘袭，以致神经受极大之刺激，而使淋巴血管，不能流通如常。津液停留而为顽痰，血液凝阻而为郁血，顽痰郁血，皆与神经作梗，是以腰痛骨楚，腹痛带多也。神经之造温与放温之机能，俱乖常度，是以凛寒战栗，发热异常也。欲治此病，必明此理，庶可对证用药，而奏奇功。遂用参须、附片、干姜等药，兴奋其神经之作用；桂枝、紫苏、蝉衣等药，宣泄其放温之机能；以柴胡、半夏等药，疏通淋巴管而化顽痰；赤芍、枳实等药，行通血脉管而逐郁血；又佐苍术、草果以助其吸收管之化湿能力，杜仲、车前以助其泌尿器之利湿作用。使其寒湿痰瘀，不得停留，而神经机能，得以恢复，则病有可愈之望矣。一剂之后，果觉腰酸大减，寒热亦轻。两剂之后，又觉寒热已退，腰酸亦瘥，惟督脉之神经总干，一时难复，脊间之骨节酸疼，时觉甚剧。遂于原方加鹿角霜以补督脉之神经，加西秦艽以止神经之痉痛。二剂后，诸恙均瘥。由此观之，治病贵乎明理，用药贵乎灵变，若遇此等病证，不究其原，不明其理，妄执普通治疟之法以治之，焉能有效哉。

3. 子宫癌肿治验

近世妇人科学曰：女子罹癌肿者，二倍于男子。盖以女子多子宫癌及乳癌之故，而子宫癌尤为主要，占女子癌肿三分之二。然则吾辈为女科医者，对于子宫癌之治法，安可不加深究哉。惟中医素乏解剖知识，既无子宫癌之病名，自不有确切之治法。而西医专重切除之手术，亦无内服之方药。然解剖切除，人所畏

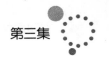

惧，苟无内治之良法，将何以拯其疾苦乎。窃思女子之多罹癌肿者，必因于气郁之所致也。余治乳癌，常以解郁化痰为主，恒有特效。若以此法治子宫癌，亦必有效，此余理想上所发明者也。曾有阊门外容乐坊张姓妇人，患崩漏带下，少腹硬痛。先请西医诊断，谓系子宫癌，须用手术割除法。病人惧割，求治于余。用神效栝蒌散减去甘草，重加川贝，并加银柴胡、蒲公英、香附、郁金、橘皮、橘叶、旋覆、半夏、昆布、海藻、牡蛎、瓦楞等药，加减进治，果得日向痊愈。后以此法治愈此症者，已有数人，特志之，以供医界之采用，而减妇人之疾苦焉。

4. 室女倒经治验

左邻李姓女，年十六岁，自去年春间起，每月必出鼻衄一次，头痛眩晕，面红烦热，腑行燥结，月经不通。自服益母草汤及乌鸡白凤丸，无效。因其饮食如常，起居尚可，初不介意，故已延至一载有余矣。不料今夏四月，鼻衄大出，头痛益甚，甚至骤然昏厥，不省人事，急请王师往诊。师令先用冷水喷其面，醋炭熏其鼻，并用附子、葱、盐同打敷足心，逾时始得渐苏。再用醋炒川军、川牛膝、鲜生地、侧柏叶、鲜竹茹、丝瓜络、焦山栀、茜草根、白茅花、炒藕节等，煎汤服之。一剂而大便通畅，头痛轻减，再剂而烦热渐退，鼻衄已。后再与通经之药，经通而病遂痊愈矣。

5. 室女痛经治验

娄门外大街如茂竹行徐姓之女，每届经期，腹痛颇甚，经行淋沥，带下连绵，头眩泛恶，胸闷脘痛，腹胀腰酸，来寓诊治。脉象沉迟，沉为气郁，迟属寒凝；舌苔白腻，白为胃寒，腻属脾湿。知系肝气内郁，寒湿留患。血不能随气以流通，气不能输血以畅行，是以经期腹痛，淋沥不爽也；气郁伤肝，肝用亢逆，肝阳夹痰浊上逆，则为头眩泛恶；肝气与寒湿中阻，则为脘痛腹胀；寒侵肾脏，则为腰酸；湿注任脉，则为带下。欲调其经，当以理气解郁为主；欲理其气，则宜温中化湿为佐。遂用淡吴萸、上官桂、全当归、京赤芍、元胡索、制香附、春砂仁、旋覆花、沉降香、陈广皮、制半夏、紫石英等药。次日复诊，脘腹之胀闷已松，疼痛未止。知其气分之郁结渐解，血分之瘀阻未通。再以前方去砂仁、沉香、陈皮，加茺蔚子、紫丹参、高良姜、荜澄茄，令服三剂。逾两月后，再来就诊，据云前次服药，腹痛已差，经期亦准，病已愈矣。不意今次经来，又觉形寒发热，胸闷腹痛，是何故耶。诊其脉象浮弦而缓，知系外感风邪，引动寒湿，与前证不同矣。乃与桂枝汤合正气散加减，亦得渐愈。夫前后二方，同治经期之腹痛，用药不同，取效俱速，是在辨证清晰，识理明白。庶几药能对病，而病无不愈也。

6. 室女经闭治验

接驾桥同寿堂国药号经理邱儒卿先生之令媛，经闭三月，痰多纳少，腹胀便溏，送经数医诊治，皆用桃仁、红花、三棱、莪术、山甲、艾绒、归尾、赤芍等通经之药，而经终未通，乃求王师诊治。断为痰湿内阻，用厚朴、半夏、橘红、赤苓、车前、茺蔚、牛膝、香附、砂仁、旋覆、降香、沉香曲、紫石英等药，连

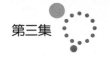

服两剂，而月经通行如常矣。

受业德箴按：蒙见王师治愈此病，不禁有所感焉。盖缘昔有戚友妇女数人，俱患经闭，就诊于庸医，均不求其原因，妄投通经之药，卒至命随药亡，可不哀哉。

7. 妇人经闭治验

昆山南门顾姓妇人，经闭半载，脘腹胀痛，烦热咳嗽，嘈杂健忘，面色黯黄，肌肤甲错，形肉羸瘦，饮食衰微。服药已近百剂，病势日见加重。闻王师名，来苏求治。观前医诸方，俱系补肺养阴、顺气化痰之药。师曰：此病之病灶，不在肺而在子宫，补肺何益。不在气而在血分，顺气奚为。乃与大黄䗪虫丸三两，每日服三钱，分三次，陈酒下。服竟，诸恙已减，月事未行。再诊用红花散加香附、丹参、桃仁、泽兰、茺蔚、车前，三剂经通，诸恙霍然。

8. 倒经错经治验

吴江平望英美香烟分公司蒋梅石之夫人，患吐血便血，呕恶嗳气，月经不来，已逾两月。求治于慎师。脉象弦细而数，用旋覆、代赭、瓦楞、枳壳、牛膝、茜草、鹤草、茺蔚、车前、藕节、竹茹、川贝、合欢皮、紫石英、左金丸等药。两服而月经已通，诸恙均愈。佩英问于师曰：此何故耶？曰：人身之血液，流行于全身，一则赖乎心脏搏动力之输送，由左心室而送出，由右心耳而收回，故以心为血之主也；一则赖乎肝脏门静脉之蓄藏，有余则藏之于肝，不足则取之于肝，故以肝为血之海也。然心之搏动，肝之蓄藏，犹赖乎植物性神经之作用。若夫情志之郁怒太过，神经之刺激太深，则其心之搏动失常，肝之蓄藏无权，未有不酿成血证者也。此病初因抑郁太过，神经郁结特甚，以致心不能输送血液，下注冲任，而为经停两月；继则暴怒过甚，神经兴奋异常，以致肝不能蓄藏血液，上逆妄行，而为吐血便血；且其症兼呕恶噫气，即是肝胃不和，胃气上逆之明征；脉见弦细而数，乃是血虚肝旺，血液妄行之确据。故药用旋覆、代赭、瓦楞、石英、左金丸等，降其气之上逆，即所以镇静其神经之过于兴奋者也；又用茜草、鹤草、侧柏、竹茹等药，制其血之妄行，即所以导引其血液归于正路者也；又以合欢、川贝解其郁，茺蔚、车前通其经。药病相合，故能两服而愈也。

9. 血崩多病治验

宋仙洲巷贩卖古董旧货之冯阿三，其妻患血崩，已延半载有余。初由门人王德箴女士诊治，崩已渐减矣。继因烦劳不节，风寒不慎，致增形寒发热，头眩耳鸣，鼻塞咳嗽，心悸嘈杂，腰酸力乏等症。自知病重，乃求余诊。初用炒黑荆芥、炒白薇、炒归身、黑穞豆、香苏、橘瓣、郁金、砂仁、藕节、震灵丹，寒热渐退，诸恙均轻，惟胸闷尚甚，甚则呕吐。再诊以前方去荆芥、紫苏、白薇、穞豆，加旋覆、代赭、杏仁、川贝、沉香曲，胸闷已松，呕吐亦止，惟因多言劳神，烦心动阳，又增头晕目眩，耳鸣心悸等症。三诊用龙骨、牡蛎、龟板炭、潼蒺藜、制香附、炒白芍、旋覆、半夏、砂仁、震灵丹等，诸恙遂得渐愈矣。越半月，复因阿三病重，烦劳忧急，以致血崩又发，崩下甚多，色紫成

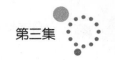

块，少腹硬痛，胸闷纳少，头眩腰酸。乃与香附、郁金、丹参、山漆、旋覆、新绛、半夏、陈皮、砂仁、沉香曲、炒藕节等药，胸闷腹痛已轻，瘀下紫块亦减。再以前方去丹参、新绛，加震灵丹、炒归身、荆芥炭，血崩已减，诸恙均轻，惟头晕腰酸，心悸力乏。再以前方去山漆、荆芥炭，加龙、牡、白芍、龟板炭，血崩止，头眩轻，惟带下连绵，肢体乏力。乃以四君子汤加黄芩、白芍、杜仲、香附、砂仁、陈皮、愈带丸等，调理而愈，迄已强健如常矣。

10. 血崩重症治验

西医唐仁缙先生之夫人，始则经停三月，继则血崩甚剧。屡打止血针，服麦角精，而崩下依然不止，且头目眩晕，胸胁窒塞，甚致昏厥几次矣。余诊其脉，弦大而涩。余问曰：此症起于郁怒之后乎？曰然。余曰：人身之血，所以能循行脉中，而不妄行者，胥赖乎交感神经之统摄及肝静脉管之蓄藏。若夫郁怒过甚，刺激太深，则神经肝脏，首当其冲，而其统摄蓄藏之职，安得不失常乎。始则经停三月，即是神经郁结，不能输血下注之征；继则血崩甚剧，必系统藏无权，不能导血归经之故；况头脑为神经之总枢，胸胁乃肝脏之分野，头目眩晕，胸胁窒塞，其为神经与肝脏之病，更可明矣。凡神经郁结太过而起之挛痉者，脉必弦，肝气抑郁太过而碍血行者，脉必涩。今其脉象弦大而涩，其为郁怒所伤之病，更无疑矣。夫治病之道，贵求其本。本于郁怒者，必须解郁平肝为主，固非见血止血所能见效者也。乃投以四制香附、醋炒郁金、荆芥炭、白归身、杭白芍、潼蒺藜、旋覆花、仙半夏、陈广皮、川贝母、春砂仁、炒藕节等，解肝郁，舒神经。以此加减进治，果得崩下渐止，胸胁亦舒。惟因血去过多，恢复非易，肢体乏力，头目易眩，肠鸣便溏，腰酸带多。选与杜仲、白术、牡蛎、泽泻、白芍、茯苓、陈皮、郁金、砂仁、愈带丸等药，调理日久而愈。

11. 经期痧子治验

西北街石塘桥陈学道之令堂，年逾五秩，汛水犹潮，客腊咳嗽，延至今春，复感风寒，又增寒热，头眩胀痛，喉痒声哑，胸闷泛恶，心悸不寐，适值经期，淋沥不止，大便不通，小溲亦少。始因新年家事纷纭，又因病人畏服汤药，任其延误，不求医治。延至病势已剧，始来邀余往诊。诊其脉象浮滑而数，望其舌苔白腻而厚，遍体痧子隐约，彻夜不得入寐，呕恶频起，粒米不进。余用荆芥、薄荷、蝉衣、前胡、杏仁、贝母、旋覆、半夏、枳壳、茯神、菱皮等药，一剂之后，胸闷大减，痧子已透。次日去荆芥、薄荷、菱皮，加鸡苏散、全瓜蒌，服此之后，大便已通，发热亦减，头胀咳嗽等症，均已渐瘥，惟夜不得寐，兼有自汗、经漏未止，小溲甚少。乃改用牡蛎、紫贝、竺黄、朱茯神、酸枣仁、枳实炭、仙半夏、北秫米、益元散、琥珀、多寐丸等药，服后夜寐稍安，自汗亦止。再于前方中去牡蛎、枣仁，加白芍、白薇、二至丸等，于是诸恙均愈矣。

门人元生谨按：此案用药，看似平淡，实有奇妙。盖其病表里复杂，虚实混淆。表之实证，则有寒热头痛，里之实证，则有便秘溲少，表虚则自汗，里虚则经漏。若攻邪过甚，恐其转虚，

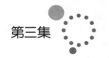

若补虚过早，尤虞恋邪，顾表失里，顾里失表，皆不可也。必当审其所急，察其所主，先治其所急，先伏其所主，谨慎诊察，从容进治，庶能获效而无害也。试观此案之辨证用药，先后有序，缓急有条，实足为吾辈取法焉。不然，不辨缓急，不分先后，漫用大队峻猛之药，败事有余，成事不足，安足以语此哉。

12. 暗经不孕治验

近世离婚案件，与日俱增，其有因妇人不孕而离婚者，最足为妇人悲也。如前年陈墓镇史福生君，因其夫人结缡三年，不得孕育，遂向法院诉请离婚。谓其月经不行，生育无望，为子嗣计，必须离婚，俾便另娶也。但其戚友闻讯，咸来劝解，谓月经不行，本系疾病，曷不请医诊治乎。乃求诊于王师，问可治否。师曰：可治，此系暗经，尚可生育，但其脉象虚细，气血不足，故一时难获麟儿，请服鄙人所制之调经种子丹，保可受孕。服丸三月余，果得受孕。明年产后有小恙，曾来就诊，故知之。

受业又良按：王师治愈不孕之症，奚啻千百，但皆有月经而不孕，尚不足奇。惟此无月经而不孕，亦得治愈，可云奇矣。故特濡笔志之。

13. 孕妇吐衄治验

都亭桥李裁缝之妻，怀娠五月，忽患吐血，吐血甫止，旋即鼻衄，鼻衄方减，又病吐血，诸治不应，已延旬余。曾有某名医用犀角地黄汤，加羚羊角、石决明、生石膏、生知母等大剂凉药，可谓尽心竭力矣。然服药之后，仍无寸效，医家束手无策，病家惶恐已甚，夜间三更，请师往诊。脉象弦数，面色娇红，目瞑音低，肢冷汗出。师曰：头部充血颇甚，恐将昏厥矣。急令先用热酒三斤，浸洗两足，再用吴萸、附子研末，米醋调敷足心，俾其头部所充之血，得以导引向下也。处方用鲜生地、鲜竹茹、侧柏炭、仙鹤草、龟板炭、阿胶珠，水煎冲入藕汁、童便各半杯，顿服之，血即止。后以元参、麦冬、沙参、石斛等，调理而愈。

14. 妊娠喘肿治验

谢衙前孙芝生夫人，孕七月，患胎肿甚剧，气喘不得卧，足大不能步，举家惶恐，易医甚多。后因一医议用参术补脾，一医议用葶苈泻肺，相去天渊，益增疑惧，乃请王师往诊。诊其脉象弦滑，望其舌苔白腻，闻得气急痰多，问得形寒头胀。知系风寒外束，痰湿内阻，肝气上升太过，肺气下降不及也。若投参术温补，必致肺气壅塞，若进葶苈泻下，恐致正气伤亡，皆非所宜也。当与豆卷、防风、苏叶、前胡表散其风寒；云苓、橘红、枳壳、桔梗宣化其痰湿；佐以旋覆、代赭降其肺气，甘草、大枣缓其急迫。煎服之后，果获奇效，始则肠鸣辘辘，继则后气频频，夜间气喘大减，已可平卧。次日复诊，仍以前方加减，服两剂而病如失。孙君伉俪，感激颇深，乃诣师寓，称谢不绝云。

15. 孕妇肠鸣治验

绍兴佃户鲁根生之妻，年二十岁，怀麟八月，腹中响鸣，认为儿啼。前医用傅青主扶气止啼汤，反增胸闷脘痞，嗳气呕恶。

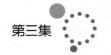

适王师因事返绍，偶遇根生，述妻病状，问可医否。师曰：此非儿啼，乃肠鸣之重症也。夫儿在母腹，以母之饮食为饮食，以母之呼吸为呼吸，既不能自行呼吸，又余于羊水之中，安能啼哭乎。古人谓为腹中儿啼，或称子啼，皆谬也。乃与仲景治腹中雷鸣之生姜泻心汤，一剂即愈。乡间知者，莫不诧为神医云。

16. 妊娠赤痢治验

王天井巷邹渭泉令媳，怀麟六月，忽患赤痢，日夜四五十行，腹痛肠鸣，里急后重，胸膈烦闷，小溲窒塞，形寒头胀，腰酸胎动。已易三医，不获向愈，咸谓胎将下坠，子母俱难保矣。幸其同居有马姓者，劝伊请余诊治。诊其脉象浮滑，望其舌苔白腻。余曰：此因风寒外束，湿热内蕴，宿滞阻于肠曲，大肠内膜炎腐。乃用荆芥炭、防风炭、广藿梗、老苏梗、苦桔梗、炒枳壳、陈广皮、大腹皮、炒归身、全瓜蒌、莱菔英、荠菜花炭、保和丸，午后煎服，夜半得汗，腹痛大轻，痢下亦减。次日再诊，以原方去瓜蒌、保和丸，加炒谷芽、干荷叶，连服二剂，痛止痢除，诸恙均瘥。逾三月，举一雄，余曾往赴汤饼会焉。

17. 妊娠白崩治验

仁孝里孙姓妇，即门人许毓澄女士之令姊也，因湿热素盛，子宫起炎，前年曾患带下甚多，由余治愈后，始得怀麟。但子宫湿热未楚，内膜炎症又发，因而下白如崩，少腹作胀。此时孕仅两月，胚胎娇嫩，腰部已酸，胎系已摇，大有暴下晕厥之变，急宜清湿热，止白崩，退内炎，安胎元。乃用白术、黄芩、樗皮、

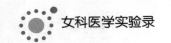

川柏、贝母、陈皮、香附、砂仁、杜仲、寄生，佐牡蛎、白龙骨、白扁豆花、威喜丸等药。一剂之后，崩势大减，腰酸已愈。更宗前法进治，调理而愈。

18. 小产血晕治验

　　木城马医科张绳田医室内，高金宝之令室，小产之后，瘀下甚多，忽然昏厥，不省人事。急请西医徐维达，打强心针——嗅阿摩尼亚，虽幸苏醒，旋即再厥，时而形寒，时而发热，头晕如空，耳鸣如蝉，心悸震荡，肉瞤筋惕，骨楚自汗，胸闷泛恶。请王师往诊。脉象沉细而弦数，沉为神经衰弱，细乃血液缺乏，弦属脉管之虚性急迫，数乃神经之虚性兴奋。参合脉症，细察病情，知其病之初起，必因血液素虚，无以荣养胎元，神经本衰，不能固摄胞胎，故致小产之后，瘀下过多，气血亦虚。气即神经之作用，血乃荣养之资料，神经既鲜强健之作用，又乏血液之荣养，则心脏之搏动衰弱，知觉之运用失脱，故致骤然昏厥，不省人事，即西医所谓脑贫血也。头晕如空，亦是脑中血液之空虚；耳鸣如蝉，乃是听觉神经之衰弱。大凡神经衰弱者，则其淋巴腺之液体，必有停留之患，停于肌表，则筋惕肉瞤；停于心胞，则心悸震荡；停于胃中，即为痰湿，故致胸闷泛恶也。全身之血液缺乏，不能荣养骨骼，则为骨楚，不能调剂燃烧，则为发热。表部之神经衰弱，不能抵御外寒，则为形寒，不能收缩汗腺，则为自汗。病至如此，大有岌岌可危之势矣。乃急以清魂散去泽兰，加丹参、当归补益其血液，强健其神经，再加龙齿、磁石镇静其神经之虚性兴奋，茯神、灯心安定其心神之急性昏乱，又以旋

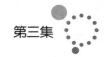

覆、橘红、半夏化其胃中所停之痰湿，合欢、郁金、瓜络通其全身之经络。一剂服后，昏厥已止，诸恙均减。再以前方加减，连诊四次而愈。

19. 产后虚脱治验

马达箓巷胡百荫君之夫人，素体本虚，产后益甚，始则头目眩晕，精神恍惚，继则四肢厥冷，知觉麻痹，兼之痰多咳嗽，气短汗出，脉象沉迟无力，舌苔淡白无根。王师用熟附片、生白术、龙骨、牡蛎、茯神、远志、橘红、天麻、磁石、旋覆、杏仁、钟乳石，一剂服后，诸恙顿瘥。后与调理而愈。

受业德箴按：此乃神经衰弱，细胞涣散，为虚脱之急症也。盖神经为知觉运动之主，细胞为生活机能之原，神经与细胞，俱已虚竭，故现眩厥麻冷等症也。附子有强壮神经之功，白术有增殖细胞之效，龙、牡、磁石，镇涩虚脱，天麻、钟乳，交通神经。且神经虚者，全身津液，不易周流，必致停留为痰，益增神经之障碍，连累肺气之清肃，故兼痰多咳嗽，而用远志、橘红、旋覆等化痰之药也。

20. 产后支饮治验

产后眩晕，方书咸称血晕，或主补血，或主攻瘀，从未有论及支饮者。然有景德路杜姓妇，产后头眩，昏昏摇摇，如居暗室，如坐舟中，如步雾里，如升空中，居室器具，如旋转而走，虽闭目静卧，亦不能止。请数医诊治，无寸效，求治于王师。师曰：此支饮也。投以泽泻汤合六神汤，加天麻、磁石，一剂病稍减，续服两剂，全治。由此知产后之眩晕，亦有属于支饮者也。

受业德箴按：支饮之名，出自《金匮》。支者停也，饮者水也，即淋巴腺之腺液及血脉中之水分，停留太多也。但支饮不止一种，如支饮在肺者，则咳逆倚息，气短不得卧；支饮在胃者，则呕家反不渴；支饮在膈间者，其人喘满，心下痞坚；支饮在胸中者，咳烦，胸中痛；若其人神经衰弱者，则支饮在神经之间，必变头目眩晕之症也。《金匮》云：其脉虚者，必苦冒，其人本有支饮在胸中故也。又曰：心下有支饮，其人苦冒眩，泽泻主之。此二条，即论支饮在神经间之证治也。王师所治杜妇之病，亦即此证。良由产后神经虚弱，水饮泛滥，上犯于脑，故现头眩昏晕等症。用泽泻汤加味而愈，亦即遵仲圣之法也。

21. 产后喘肿治验

临顿路醋坊桥王鸿翥药号顾君之令媛，于归于横街李姓，即李君直方之夫人也。小产后，遍体浮肿，脘腹胀满，头眩气喘，心悸警惕，形寒肢冷，脉象沉微而迟。前医投以五皮饮加通草、车前等药，不应，乃求诊于王师慎轩。初诊用附子、桂枝、茯苓、杏仁、砂仁、陈皮、沉香曲、大腹皮等，夜半手足得温，明晨肿胀略减。二诊用附子理中合肉桂五苓散，加胡芦巴、沉香曲、鸡金皮、砂仁、陈皮，连服两剂，诸恙十减七八，后与调理而痊。

受业又良按：此证由于小产后，心脏之搏动力衰弱，血之流行迟缓，故其脉现沉微而迟之象。血行既迟，则新陈代谢及发生温度之机能，因而渐退，故觉形寒肢冷，静脉血及淋巴液之归流，亦因而稽迟，停积于末梢部下，蕴酿而成水毒，从薄膜管壁渗漏于各组织中，遂成满身肿胀，且水毒渍于神经系，则为眩悸警惕，渍于呼吸系，而为气息喘促。是则本证原因，基于心脏搏动之衰弱，而根本疗法，当用附桂等辛热之药，刺激运动中枢，强健心脏搏动，促进新陈代谢；佐以茯苓、白术、泽泻等，增进淋巴管之吸收，而助肾脏之分泌，使其水毒从小便而下泄，是为必要之图。仲景先师，早已昌明其法矣，无如近代时医，视附桂如鸩毒，以平隐图侥幸。凡遇此等病证，不论虚实，不求本源，惯用五皮、苡仁、通草等清淡之剂，幸而痊愈，矜为己功，不自知其遗误甚多也。世谓风劳鼓膈，实病难医，非无法也，实失传耳。惟吾师治此，每用仲景圣法，辄奏奇功。章太炎先生赞谓扁鹊替人，岂虚誉哉。

或问：此证水毒既已泛滥于外，何不先仿《内经》开鬼门之法，用麻黄、豆卷等发汗之药，使从汗孔以外泄乎？王师曰：此证体温已衰，岂可复用发汗之药。独不虞其体温消散殆尽，而现亡阳厥脱之证乎。仲景云：伤寒厥而心下悸者，宜先治其水，当服茯苓甘草汤。又云：病发热头痛，脉反沉，若不瘥，身体疼痛，当救其里，宜四逆汤。夫以伤寒发热头痛之症，本宜发汗，而兼厥冷、心悸、脉沉迟等体温衰弱症，便不可发汗。况此证既有心悸肢冷之虚证，又无发热头痛之表证，岂可误投发散乎。

22. 产后危症治验

中张家巷钱梓初君之令妹，初因临产之前，适有失怙之悲，奔丧归宁，娩于母家，产后襄理丧事，悲哀烦劳，以致诸病蜂起，渐入危途。始则恶露早止，胸闷腹痛，继则饮食不进，胸满脘痛，甚则头眩昏厥，不省人事，且咳嗽气逆，不能平卧，时而形寒发热，时而泛恶呕吐，大便不通，已逾两旬，小溲不利，亦有多日，虽药石频投，终鲜效果，甚致昼夜不得卧寐，沉迷不欲言语，诚为危险之至矣。邀余往诊。诊其脉象，右部浮滑而实，左部浮弦而滑，舌苔垢腻，中后尤甚。余曰：此乃表里三焦俱实之危症也。表实则形寒不解，里实则便闭不通，上焦实则喘满不得卧，中焦实则脘痛不能食，下焦实则腹痛不得下。其所以如是之实者，必有风温、痰食、肝气、瘀血等多种原因，结合而成，固非平常小恙所可比拟者也。况以产后大虚之体，而患大实之证，虚实相兼，攻补两难，药轻则药不胜病，恐有塞厥之虞，药重则正不胜药，恐有虚脱之变，必须统盘筹划，审慎处方，先伏其主，先治其要。细察此病之要最者，在乎喘满呕痛，而喘满痛呕之所本者，在乎大便不通，通其大便，使其浊垢得降，上气得平，则诸恙自瘥矣。但其恶寒未罢，呕吐未平。仲景有不可用承气汤攻下之训，犹当另谋良策，以图两全。爰思肺为五脏六腑之华盖，外与皮毛相呼应，下与大肠为表里，可以先与宣肺泻痰之药，俾其肺气宣通，则表邪可解，里实可下，既不犯仲景之戒，亦可得两全之益。遂与紫菀、牛蒡宣其肺气，葶苈、白前泻其痰热，佐以二陈、杏仁、川贝、枳实、竺黄、旋覆、代赭、合欢、郁金、沉香、姜汁、竹沥等药，一服后，大便已通，瘀露亦下，寒热已退，咳嗽亦平，而呕吐满痛等症，均已大减矣，惟夜寐未宁，精神未振。次日再往诊治，乃于前方中减去紫菀、牛蒡、葶苈、白前、竹沥，加入猪心血拌炒丹参、朱砂拌茯神及琥珀、多寐丸等药，服两剂，得安寐，而诸恙均瘥矣。

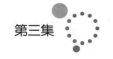

23. 产后乳痈治验

濂溪坊陆永昌之妻，产后三朝，曾发寒热，由余治愈。七朝又发寒热，乳痈红肿疼痛，头胀眩晕，胸闷泛恶，脘腹疼痛，瘕块攻撑，腑行不通，小溲亦少，恶露已止，夜卧不安，舌苔白腻，脉象弦滑，用神效瓜蒌散加银柴胡、炒赤芍、制香附、老苏梗、陈广皮、仙半夏、川贝母、旋覆花、炒枳壳、广郁金、青橘叶。再诊脉象滑数，舌苔黄腻，形寒已解，发热未退，乳痈肿痛已轻，脘腹疼痛亦减，以前方去香附、苏梗、陈皮，加连翘壳、合欢皮、越鞠丸，服二剂，乳痈全消，诸恙均瘥。再以前方加减调理，后不复来，谅已愈矣。

24. 产后血崩治验

《经》曰：治病必求其本。又云：必伏其所主。盖言治病之道，贵乎寻绎其本来起病之原因，治疗其主要为病之根源，庶几握要锄根，而治效卓著也。奈何后世治病，惟知治标，即俗所谓头痛治头，脚痛治脚，不求其本，不除其内，安能愈病乎。如景德路陈洪泰漆器店主妇，产后半月，瘀下如崩，咳嗽痰黏。迭经某医诊治，或投清凉，或与止涩，专治其崩，而崩终不止，反增形寒发热，头痛骨楚，胸闷腹痛，小溲酸涩。乃来求王师慎轩诊治。师曰：此非平常血崩所可比拟者也。此证之原因有二：一因外受风寒之刺激，汗腺紧闭，以致体温不得外散，蓄积于内，血得高温而妄行也；一因内伤忧郁之感触，神经郁结，以致血液不得畅行，郁积于下，血管胀破而出血也。乃用炒荆芥、前胡、苏梗等药，放散其蓄积之高温，香附、郁金、砂仁等药，解放其郁结之

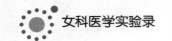

神经，又以丹参、山漆化其因神经郁结而停留之瘀血，二陈、象贝化其因高温内郁而增多之分泌物。一剂服后，诸恙均减，惟咳嗽咯痰不爽，小溲酸涩未愈。再诊去苏梗、砂仁，加车前、通草、枇杷叶、冬瓜子，服后热渐退，咳嗽较爽，小溲已畅，腹痛亦轻。三诊去荆芥、冬瓜子，加荆芥炭、炒归身、炒藕节，连服两剂，病遂痊愈。夫此等异于寻常之瘀崩，稍不细察，便足误治。吾侪学医之时，安可不知探本求源之医法哉。

25. 产后吐泻治验

甫桥西街周崇英君之夫人，小春新产后，陡患吐泻，头晕发热，恶露不下，急以电话召余往。入其室，见病人正在呕吐，吐出清水甚多。俟其吐暂止，乃按其脉，脉象弦细而滑促。当按脉问病之时，而病人已入迷睡状态，不能言语，盖其精神已倦极矣。细察病原，知系新产之后，覆被过多，且本属畏热之体，又值暴热之候，以致体温骤高，血压骤升。血升于上，头部充血过甚，则为头晕；热侵于脑，胃部反应特甚，则为呕吐；血既充盛于上，必致缺乏于下，子宫之血液不足，故恶露不下；大肠之蠕动失常，故大便泄泻，且泻而不畅。与霍乱不同，腹无痛苦，与停瘀亦异。当与旋覆、代赭、半夏等药止其呕吐，牛膝、牡蛎、白芍等药降其血压。一服知，二服已。

26. 产后泄泻治验

上海盐务稽核所主任徐铸九君之夫人，胎前患肿胀泄泻，因而早产，产后浮肿虽退，而腹部依然胀大，大便泄泻未已，舌绛

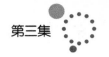

口碎，饮食乏味。历经诸医诊治，或以为产后血虚，而补其血，或以为阴虚阳亢，而滋其阴，皆因其舌绛口碎，未敢稍进温燥渗利之药，故致时经半载，厥疾依然。嗣幸其戚陆颂侯先生，介渠来诊。余诊其脉象沉迟，观其舌苔光绛，惟舌虽绛而尚润，口虽碎而不渴，知系阳气虚弱之证。夫中医之所谓阳气者，即神经之作用，及细胞之能力也。交感之神经衰弱，肠胃之蠕动轻微，以致消化失常，水谷不化，此腹胀便溏之所由来也。泄泻既久，津液自虚，且肠胃之生理机能，因病理之变化，只能将津液下输而为泄泻，不能将津液上承而润口舌，故致舌绛口碎也，但非因热所致，故其舌尚润而口不渴也。爰用附子理中汤，佐吴萸、肉桂、故纸之类，以助其阳气；更用赤石脂禹余粮汤，佐五味、肉果之属，以止其滑泄。于是半载痼疾，数日霍然。所谓用药如锁之投簧，对证则其效立见，岂虚语哉。

27. 产后下痢治验

本城接驾桥华隆兴琢针号主妇蓝氏，产后患痢，始则下痢白垢，继则赤白相杂，里急后重，腹胀疼痛。前医误投温补止涩之药，以致下痢更急，后重益甚，胸闷窒塞，泛恶呕吐，头眩发热，神疲自汗，入夜尤甚，有如厥象。急于夜间来请王师往诊。是日王师出诊甚忙，尚未回寓，及至回来而往，时已更深人静矣。入其室，但见亲友聚集，议论纷纷，咸谓产后自汗下利，昏昏欲厥，恐将虚脱矣。师诊其脉，弦滑而数，望其舌，黄腻而厚，量其体温，则有一百零五度。曰：此非虚证也，乃因湿热食滞，蕴积于肠，肠膜炎腐，而累及全身也。乃以乌药、郁金、枳

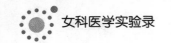

实，三味磨冲，开其胸膈；菔子、槟榔、酒军，三味煎服，泻其
积滞。服一剂，次日即能来寓就诊，据云服药之后，即觉胸腹舒
畅而能安睡，睡醒之后，即觉大便畅行而得退热，诚有如仙丹之
灵效也。再与苦桔梗、炒枳壳、防风炭、陈广皮、大腹皮、沉香
曲、莱菔英、荠菜花炭、保和丸等，三剂而诸恙均愈矣。

28. 妇人暑咳治验

　　老阊门外吊桥堍老兴盛席店罗姓主妇，月事终身不行，形体
素来不盛。年至五七，本属阳明脉衰，面始焦，发始堕之时矣。
夏月受暑乘风，贪凉饮冷以致形寒潮热，咳嗽气急，头眩不能
举，胁痛不能动。前医以其经闭形瘦而咳嗽，遂断为肺劳末期，
不可治矣。病人恐甚，复速余诊，盖欲余一决生死而已。余诊其
脉，濡缓而滑，是与肺劳之脉象细数者不同；望其舌苔，白腻而
厚，是与肺劳之舌质光绛者大异；且面色垢晦，咳声重浊，俱系
暑湿风痰互阻之实证，安得以经闭形瘦而误认为肺劳乎。夫终身
不行经者，为暗经，属于生理之异；形体素瘦弱者，为木形，属
于禀赋之异。皆与肺劳之因病而形瘦，因病而经闭者，绝然不
同。请释尔怀，余当为尔治愈之。乃投前胡、青蒿、豆卷、苏
叶、杏仁、象贝、半夏、橘红、菔子、芥子、苏子、旋覆、合
欢、郁金、鸡苏散、枇杷叶等药，加减进治，一剂而病减其半，
三剂而十去其九。后与调理之药而愈，现已健饭如常矣。

29. 妇人中暑治验

　　阊门外英美烟公司经理胡亚北先生之夫人，戊辰之夏，因受

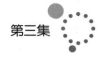

炎热，骤患发热口渴，数小时后，卒然昏厥，省后舌强言謇，头痛指麻，咳嗽呕恶，舌黄脉洪。王师投以羚羊、石决、钩藤、石膏、知母、连翘、朱砂、茯神、磁石、竹沥、竺黄、川贝、紫贝。一剂服后，头痛渐轻，热势亦减，呕吐亦平。再诊去羚羊、川贝、竺黄，加桑叶、菊花、芦根，连服两剂，诸恙大减，言语亦清，但大小便不畅。三诊去石决、钩藤、竹沥、知母、石膏、紫贝，加石斛、元参、花粉、滑石、枳实、麻仁，二便通畅，病遂痊愈。

受业又良按：此证患者，神经极敏，常易动怒。此次受剧热之刺激，神经兴奋益甚，因而热度增高，血液澎涨，上充于脑，脑部之微细血管，由充血破裂，以致骤然昏厥。虽幸须臾即醒，但已灼伤神经，烁干津液。其舌下喉头之运动神经受伤，故为舌强；食管黏膜之分泌液干竭，故为口渴；头部之大小脑受伤，而为头痛；指部之知觉神经受伤，而为指麻；肺胃发炎，分泌亢进，遂多痰涎及咳嗽呕恶等症。故用羚羊、石决、紫贝以镇静神经，石膏、知母、连翘以退肺胃炎热，川贝、竹沥、竺黄等清热除痰。故服后即效也。次日因其神经兴奋较平，故去羚羊；肺胃之痰涎较化，故去川贝、竺黄；加桑菊者，清神经之热也；加芦根者，退肺胃之炎也。热清炎退，神经安和，则诸恙自减矣。惟体内经过高热之燃烧，其水分必干枯，如二便不畅，即水分枯竭、肠膜干燥之明证。故三诊加石斛、元参生津以润燥，花粉、滑石清热以利溲，枳实、麻仁泄热以导滞，又因神经已静，大热渐退，发炎处之分泌液，亦已减少，故无需乎石决、石膏、竹沥等药也。辨证用药，丝丝入扣，故能效如鼓桴，实为吾辈所当注意研究者也。

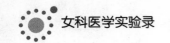

30. 老妇煤毒治验

衣则重裘，居则煤炉，此富贵家之冬日也。较诸穷苦之人，衣破絮，冒霜雪，不胜其寒冷者，固有天渊之隔矣。然煤炉之上，必须用铁管烟囱，导引煤气，出于屋外。否则，每有中煤毒之害，轻则头痛眩晕，重则窒息而死，不可不慎也。曹家巷王公馆有一老妇，素畏寒冷，每届寒冷，必与火炉为伴。去冬骤患头痛，忽然发厥，急请王师往诊。师入其室，见其煤炉之火光正炽，四周之窗户尽关，知系中煤毒所致。急令其家人，撤去火炉，开启窗户。先用白萝卜打汁灌之，其人始得渐苏。再用石决明、冬桑叶、小川连、连翘壳、金银花、生甘草、川贝母、白通草、青橄榄、白萝卜，煎汤服之，一剂即愈。

31. 老妇黄疸治验

阊门外小邾弄汪公正茶叶栈主妇，去年患黄疸，每隔七八日，必发一次，发则面目遍体俱黄，脘胁胀痛甚剧，形凛壮热，呕恶便难；延至今年，经水递少。迭经苏沪中西诸医诊治。中医谓系湿热所致，而用茵陈五苓等药；或谓系经少所致，而用补血通经之剂。西医则谓胆石病，而用亚尔加里之类。然终觉不能取效，日愈久而病益重矣。求诊于慎师。诊其脉象弦劲而涩，弦为肝旺，涩属血瘀；舌苔薄白而腻，白为胃寒，腻属湿盛。知其病之初起，必因于情志抑郁，肝脏受病。饮食生冷，胃腑受伤，胆失清宁，胃失降和，以致胃腑四周之吸收作用衰退，则水谷之精微停留而为寒湿；肝脏门静脉之回血能力稽缓，则肝胆之血液停留而为瘀血。瘀血与寒湿交阻，肝胆与胃腑起炎，脘为胃腑之部，胁为肝胆之处，故致脘胁疼痛也。且凡人之消化食物，全赖肝脏制造胆汁，由输胆管而入于小肠，肝胆既炎，则制造胆汁与输送胆汁之作用失常，故致酿成胆石，妨害输胆管之流通，则右胁之疼痛尤剧；胆汁不能从输胆管而入小肠，则溢入于血管而发黄疸；胆胃起炎，则和降失常，而为呕恶便难；中焦受病，则荣卫失和，而为形凛壮热。夫肝胆胃腑，皆为消化之器官，消化之器官既病，血液之生化无源，故致经水递少也。中医以其经少而用补血通经之药，固可明知其非矣。惟西医谓系胆石病，尚属相符。但彼西医仅知胆石为病，而不知胆石之原因，仅用亚尔加里等溶化已成之胆石，不知解肝郁化寒湿以治其原，旧结之胆石未化，新结之胆石又来，故致屡治无效也。王师重用银柴胡、紫苏梗，解肝郁而散炎肿；更用肉桂心、琪楠香，温胃寒而止疼痛；佐以赤茯苓、炒枳壳、仙半夏、川贝母化除其炎症之泌分物，又用橘皮络、旋覆花、广郁金、制香附解散其郁结之停留物。服一剂后，诸恙渐平。其夫略识医理，将原方加减服之，数剂以后，病势大减。再请王师往诊，仍以前方加减，调理而愈。夫此病之治愈，既不用治黄疸之通套药方，又不用化胆石之强烈药品，不治其疸而疸自退，不化其石而石自消，苟非吾师精究脉理，深明病原，探其原而治其本，安能有如是之速效哉。

32. 妇人痹痛治验

阊门外北濠弄同源泰鸭行谢姓妇，始则筋脉麻木不利，继则两足痹痛甚剧，且胸次痞闷，绕脐硬痛，时而气促，时而自汗，大便不通，小溲亦少。历请诸医诊治，或谓血虚而投补血活血之品，反致痞闷增剧，而粒食不进；或因其便结而投润下攻下之药，反致腹痛益甚，而腑行更结；或由西医注以止痛针，痛虽暂止，而逾时复痛，灌以润肠蜜，便虽稍通，而隔日复闭。呻吟床第，已延半载，甚致形肉瘦削，精神昏沉，时虞厥脱，危在旦夕矣。嗣闻邻人传说王慎轩能治人所不治之病，乃速余往诊。余细察病情，参合色脉，因问病人曰：尔病起于郁怒过甚乎？曰然。余曰：此即《内经》所谓气痛，亦即西医所谓神经痛也。盖气乃神经之作用，痛属神经之刺激。良由郁怒太过，刺激太甚，始则神经郁结，感觉麻痹，继则寒湿乘袭，血行郁滞，故致麻木痹痛也。《经》曰"风寒湿三气杂至，合而为痹者"，即此证也。至其胸次之痞闷，乃由于膈间之神经麻痹，淋巴稽迟也。其脐腹之硬痛，乃由肠壁之神经郁结，糟粕停留也。其大便之不通，小溲之不多，何莫非直肠与膀胱之神经郁滞乎？盖人身神经之作用，犹如机械蒸气之能力，气得流通，则机轮旋转而灵捷，气有阻碍，则机轮涩滞而停息矣。且神经郁结于中，则汗孔之末梢神经衰弱，故而自汗；痰滞停留于中，则肺叶之关合乖常，故而气促也。况恙延已久，羸瘦已极。《经》曰：九候虽调，形肉已脱者死。今欲挽救此病，恐已难矣。奈病家再三恳求，余不忍袖手，乃与香附、砂仁、沉香等理气之药，解其神经之郁结；二陈、枳壳、贝母等化痰之药，通其淋巴之障碍；佐以代赭、旋覆、瓦楞等药和其神经而降气逆，秦艽、灵仙、橘络等药通其经隧而祛寒湿。一剂之后，胸次痞闷大松，两足痹痛亦减，气逆已平，自汗亦收。再邀余往诊，余仍宗原意进步，加入合欢、郁金解郁通络。翌日，又由其令媛来寓转方，据云，诸恙均瘥，痹痛又轻。遂将效方增入桑枝、寄生、丝瓜络等品，连服三剂而愈。门人问曰：前

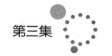

医用补血利便而不效者，何也？予曰：补血无非滋腻甘寒之品，利便不外寒凉刺激之属。此证本系神经郁结，气机窒塞，再用寒凉滋腻之药，是犹引水救溺，抱薪救火，安得不增病乎。于此可见临证治病之际，全在辨证精细，用药切当。汝等对于辨证用药之法，切宜潜心研究，毋自忽焉。

33. 妇人不寐治验

上海裕源钱庄陈鸣皋先生之令室，常熟人也。去秋产后，偶染赤痢，经医治愈，又患失眠，遍请名医诊疗，而病转危笃，已待毙矣。忽接其母从常熟来函云：据乩坛吕祖仙师指示，须请苏州王慎轩先生诊治。乃托其至戚王熙斋君来苏，邀王师往诊。询知目不交睫者，已将半载，口不能食者，已有两月，稍进粥汤，即觉胀闷，稍闻木声，即觉心悸，时而昏厥抽搐，时而烦热叫号，头目眩晕，少腹酸胀，小溲多少无定，大便溏结不一。面色暗赤，肌肤甲错，舌质紫红，脉象弦涩，闻其呼吸尚匀，量其体温如常。王师曰：此病不在气分而在血分也。良由初患赤痢，早投凉涩，病毒不能从肛门而下出，反入血分而内陷，阻滞血液之流行，障碍神经之交通，故致变为不寐也。当此之时，苟服疏通血分之药，数剂即可痊愈。无如医者不究其源，不明其理，只知泛用普通安神清心之药。清心不离苦寒，愈寒则血行愈涩，安神不外补涩，愈涩则瘀阻愈多。面色暗赤，舌色紫红，肌肤甲错，少腹酸胀，皆是瘀血内阻之确据也。时而迷走神经受瘀血之障碍而麻痹，遂致失去知觉，而为昏厥抽搐；时而交感神经起救济之作用而紧张，遂致骤增急迫，而为烦热叫号；消化器之工作，则因瘀血阻滞而蠕动停止，故食物难进；排泄器之机能，则因神经受病而调节失常，故二便无定。脉弦者，交感神经紧张也；脉涩者，血液流行瘀滞也。遂与血珀、桃仁、丹参、泽兰、旋覆、新绛、枳实、赤芍、丹皮、陈皮、半夏、川贝、合欢皮等药，日服两剂。再与大黄䗪虫丸一两，分三服，日二夜一，开水送下。两日后，大便畅行三次，色黑而黏腻腥臭，昏厥抽搐已止，烦热叫号亦瘥，夜间略得安寐，诸恙均已轻减。再宗前方出入，渐加补血安神之药，而病乃霍然痊愈矣。

34. 室女肺痈治验

横泾镇郭姓女，咳嗽痰多，痰中带血，午后寒热，夜有盗汗，饮食不香，卧床不起，人以为肺劳已成矣。经数医诊治，无效，始迎余往诊。望其面色，不娇红而黯黄，诊其脉象，不细数而滑大，咳声重浊，痰如米粥，左膺隐痛，口有臭气。知非劳瘵，实系肺痈。先与葶苈大枣泻肺汤合三子养亲汤，加杏仁、川贝、桔梗、蒌仁、冬瓜子。一服后，病大减。再以肺痈汤合千金苇茎汤加减，数剂即愈。

35. 妇人肠痈治验

双林巷李庭樑君之夫人，秋日食山芋后，右少腹忽发剧痛，头胀发热，心烦口渴，胸闷呕吐，便秘溲少。先请西医诊疗，断为盲肠炎，须用手术剖割，且谓剖割宜早，迟则脓成，不可救矣。惟病人坚不肯剖，宁死不从，乃请王师往治。师曰：此证西医名谓盲肠炎，实即中医所谓肠痈也。遂用金匮大黄牡丹汤，加

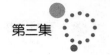

旋覆花、合欢皮、广郁金、炒枳壳、连翘壳、京赤芍、大贝母、全瓜蒌，服药至夜间，下脓血甚多。次日往诊，腹痛大减，发热已退，呕吐已止，诸恙均轻。乃再与金匮排脓散，加合欢皮、旋覆花、川贝母、广橘络、全当归、杜赤豆、连翘壳、丝瓜络等，服三剂后，各症俱退，渐复康健矣。

36. 妇人肝厥治验

阊门外臭马路勤益麻线号沈姓主妇，素体血虚，迩来忽患形寒发热，呕恶泄泻，头目眩晕，时而昏厥，脘胁胀痛，甚则欲绝，病势危笃，大有日不保夕之虞。先延西医治疗，打针服药，均无效验。幸赖陈姓介绍，急请王师往诊。诊得脉象沉细而弦，望得舌苔白腻而厚，知系肝厥之证。良由血虚则肝易旺，郁怒则肝乃胀。肝为最大之腺体，亦为藏血之要区，肝脏受病，则全身之腺液血液，亦必受绝大之影响。胁为肝之分野，脘乃胃之部位，肝脏胀大，病及于胁，胁内之腺液血液，不得流通，则为胁内膜炎；而胁部胀痛，肝胀过甚，犯及于胃，胃中之腺液血液，不得流通，则为胃内膜炎；而脘中疼痛，消化器之消化作用，因而失常，则为呕恶泄泻；神经系之神明机能，因而无权，则为眩晕昏厥；且表部之腺液不足，则卫虚，血液不足，则荣虚，荣卫俱虚，风寒易侵，故形寒发热也。乃与柴胡疏通淋巴腺管，紫苏疏通末梢血管，即所以和荣卫而退寒热也；又以半夏、橘红、川贝化其炎症所分泌之痰；旋覆、郁金、枳壳，行其炎症所郁积之物；赤芍和荣行血而退炎；砂仁理气和中以止呕；瓦楞壳消瘀血而定痛；玉枢丹泻停痰而止呕；更用制香附、沉降香等芳香之药兴

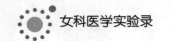

奋其神经，流通其血脉。一剂服后，寒热渐退，昏厥不发，呕恶已轻，诸恙均减，惟脘胁疼痛尚甚，子后胀闷不舒。再诊以前方去柴胡、紫苏、玉枢丹，加肉桂心、琪楠香、抱茯神之类，服此两剂，竟得诸恙日轻而渐愈矣。

37. 室女胃炎治验

古市巷孙姓女，年十四岁，夏日服冰淇淋太多，晚餐后，脘痛甚剧，呕吐不已。延西医诊疗，谓系胃炎，打针服药，脘痛不止，呕吐益甚。复延某中医，用旋覆、代赭、半夏、沉香、良附丸等药，药似与病相合，而入口即吐，甚至滴水不能下咽，下咽亦即呕出。惟有呻吟待毙，不敢稍进汤药矣。其舅父施长明，来请慎师往诊，不欲服药，但求一决生死耳。诊其脉，弦紧而迟，望其舌，白腻而厚。知系生冷伤胃所致。拟附子粳米汤，加川椒、干姜、吴萸、良姜、砂仁、郁金、玄胡，令煎汤徐徐服之。逾时嗳气颇爽，脘痛渐轻，而呕吐竟不作矣。是夜安眠如常，翌朝得食粥汤。复诊脉已和缓，遂与调治而愈。

受业德箴按：此病既名胃炎，又用辛热之药，不知医理者，必谓以热助热，益增其炎矣。庸知此种炎症，实与冻疮相似。冻疮之红肿疼痛，因受寒冷而起，故用辣茄生姜等热药，煎汤洗之，可以消散。此症之胃炎呕痛，亦因生冷而起，故用附子、吴萸等热药，煎汤服之，可以痊愈。

38. 室女痛厥治验

幽兰巷唐慎坊大律师之令甥女，患脘腹疼痛，痛甚而厥，不

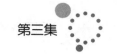

能饮食，食入则吐，时而凛寒甚剧，时而壮热甚盛，急以电话请王师往诊。据唐律师云，此病去年亦曾如是。初服中药，毫无片效，嗣赴上海某医院，打针服药，用去医药费千数元，始得暂止，不料今又发矣，未知中药能愈此病否。王师诊其脉，弦迟而滑，望其舌，白腻而厚。问其侍病者曰：此人平日贪凉饮冷乎？曰：喜食西瓜、生梨、香蕉等物。此病初起，亦由是焉。师乃拟方，用紫苏、香附、良姜、旋覆、瓦楞、元胡、郁金、陈皮、半夏、茯神、砂仁、枳壳、沉香曲、肉桂心等药。一剂而寒热已减，痛厥亦轻，再剂而疼痛已止，呕吐亦瘥。唐律师曰：奇哉，中医之治法，真足以远胜于西医也。

39. 妇人霍乱治验

饮马桥南首冯马静慧女士，乃印光法师之信徒也。持斋已久，念佛甚虔，但因体质素亏，疾病易侵，秋间忽染霍乱，呕吐甚剧，泄泻颇多，形凛发热，头胀眩晕，骨节酸楚，胸次痞闷，腹胀疼痛，肠鸣辘辘，舌中剥，边黄腻，脉弦滑，左尤甚。王师断为类霍乱证。用炒荆芥、藿香、紫苏、青蒿、连翘、茯神、枳壳、竹茹、橘皮、半夏、旋覆、川贝、大腹、玉枢丹、左金丸。一服后，寒热退，呕吐止。再以前方去荆芥、紫苏、青蒿、连翘、竹茹、玉枢丹、左金丸，加白术、车前、香附、砂仁、沉香曲、保和丸、鲜荷叶。二服后，腹痛已轻，但觉腹侧牵痛，泄泻已减，反觉泻而不爽。三诊以前方去白术、车前，加桔梗、苏梗、鲜佛手。三服后，诸恙均瘥。乃与炙草、白芍、扁豆、石斛、茯苓、橘白、半夏、谷芽、范志曲、鲜稻叶、鲜荷叶、鲜佛

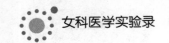

手等，加减调理而愈。

40. 妇人癃闭治验

　　阊门外小邾弄方姓妇人，小产之后，始发湿疮，瘙痒不堪。外敷西药，顿觉痊愈。讵料湿疮之病毒，不得从皮肤而外达，遂反从脏腑而内遏，以致骤变少腹胀痛，坐立难当，烦躁不得卧，胀闷不能食，大便秘结，小溲癃闭，肛门坠痛，带下连绵，来寓就诊。脉象沉细，沉为湿遏于内，滑乃热郁于中，湿热客于子宫，子宫内膜炎肿，是以少腹胀痛也。夫子宫之前为膀胱，乃小便之所从出，子宫之后为直肠，乃大便之所从出，子宫既已炎肿，势必累及前后。大肠之蠕动失常，不能传送糟粕，是以大便秘结；膀胱之气化失宣，不能通调水道，因而小溲癃闭也；浊垢不得下达，势必反逆于上，此烦躁胀闷之所由来也；且其带下连绵，正是炎在子宫之明征；肛门坠痛，尤为病及直肠之确据。遂用川军、制朴、枳壳、腹皮泻其肠中之垢浊，赤芍、丹皮、连翘、炙草退其子宫之炎肿，滑石滑利二便，桔梗排除炎腐，旋覆、沉香降其湿浊，橘、半、贝母化其痰湿。服一剂后，腑行略通，胀痛已减。服两剂后，二便已通，湿疮复发，此是内蕴之湿热，已有外达之趋势。再诊用清水豆卷、鸡苏散、全当归、京赤芍、粉丹皮、净蝉衣、连翘壳、瓜蒌皮、稽豆衣等药。两服之后，湿疮渐减，小溲欠畅，且觉胸闷不舒，纳谷不旺。知其内蕴之湿热未楚，膀胱之气化不宣也。三诊用旋覆、贝母、陈皮、枳壳、香附、乌药、萆薢、瞿麦、萹蓄、通草、车前、泽泻等味，令服数剂。后介其邻人来诊，知已愈矣。

第四集

王慎轩 著

门人

王德箴 唐景昭 杨梦麒
张又良 王道济 顾志道
沈潜德 郁佩英 朱彩霞
谈元生 管愈之 吴中民

同辑

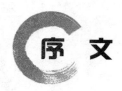

序 文

　　慎轩夫子编著《女科医学实验录》既竣，弟子等合词以颂。曰：夫子潜究今古，精阐学验，内外儿妇百科，无所不通，而于女科更有心得，故起沉疴而肉白骨，如响斯，应对险症而用奇药，着手成春。登门乞诊者，踵趾相接，执经问难者，络绎于途。暇复从事著述，莫不阐解透澈，引证详明。出版行世者，已得二十有六种。今更以历来治验得意之方案，不自珍秘，抉择精华，汇辑成书，公诸天下，以诲后世。使天下后世学者，不必穷经研古，而瞭然于妇女隐微繁疴之疾病，而知所温凉补泻之要诀。非学有渊源，事有可征，邃理立言，诲人不倦者，其孰能之，其孰愿之。顾允若先生谓夫子贪于学问，能贪人所不能贪，并贪人所不愿贪。今夫子之不吝诲人，亦可谓能奢人所不能奢，并奢人所不愿奢，将使天下后世女子，无讳隐之疾，有瓜瓞之欢，强我民种，繁我民族，胥有赖焉，夫子之功，不在禹下。夫子莞尔，而笑曰：利人济世，医者之职，临诊有所得，以供知医者之研究探讨，使具有悠久历史之国医，代有发明，不致因时代潮流之变迁，而淘汰于无形，则予之意也。非敢云诲人乌足以语功，即论有功，亦皆诸生赞襄辑录之功耳。

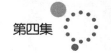

又良不禁失声而应曰：唯唯同学有责之者。曰：又良不能奢夫子之奢，贪夫子之贪，而乃贪夫子之功乎。又良不之辩，夫子不加责。遂退而记之，因以为序。

中华民国二十一年十二月朔日，门人张又良谨序于颐和精舍

验　案

1. 带下腹痛治验

光福镇朱厚载妇人，年三十四岁，前年因患带下，服市上所售之白带丸，带下略止，腹痛大作，再服西药小苏打片，腹痛即止，翌日复发，发即服，服即愈，迭发迭服，愈服愈勤。始仅一日发一次，继则一日发三四次矣。始仅一次服一片，继则一次须三五片矣。乃访名医诊治，医断为寒，治以热药，渐觉满腹膨胀，呕吐酸食，大便燥结，月经停止，再延月余，更觉头晕目花，形瘦骨立。群医束手，已待毙矣。嗣闻慎师医名，勉强来城求诊。望其面色黧黑，形容枯瘦，舌质紫暗，舌苔垢腻；按其脉象沉滑，尺部尤甚，腹部坚膨，击之有声。师曰：此证初因湿热蕴于下焦，子宫内膜起炎，分泌增多，而为带下；继因早投止带之药，子宫实质炎肿，刺激神经，而为腹痛；再因迭服止痛之药，肠胃神经麻痹，蠕动失常，消化乏力，故为呕吐、膨胀、便结也；久则血液日虚，荣养日乏，故为头晕、形瘦、经停也。治此之法，决不可因其羸瘦而投滋补。岂不知叔和有曰：大实有羸状，误补益剧乎。必当泻去其子宫所积之湿热，消散其子宫所起之炎肿，方有治愈之望也。不然，湿热不去，炎肿不退，血液何以自复，元气必将虚脱矣。但羸瘦若此，攻伐实难，惟有遵仲景大黄䗪虫丸补中缓下之急。乃用酒炒大黄五分，制甘遂一分，制黑丑

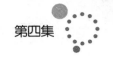

三分，炒黄柏一钱，肉桂心一分，研细末，饭为丸；再用全当归一钱半，人参须八分，陈广皮八分，煎汤送丸。一服而大便通，再服而胀痛止。复诊用制香附、制苍术、炒川柏、全当归、京赤芍、紫丹参、赤茯苓、福泽泻、车前子、沉香曲、大腹皮、春砂仁、白葵花，连服八剂，诸恙顿愈。后与调补之药，迄已康健如常矣。

2. 带下淋浊治验

装驾桥巷钱姓妇，因其夫性喜渔色，致染梅毒。梅毒夹湿热蕴于下焦，膀胱与胞宫内膜起炎，因而小溲浑浊，淋沥疼痛，带下连绵，生育艰难。恙延多年，元气日虚，又增溲时坠胀，溺意频数，日数十次，痛苦不堪。遍服方药，毫无功效，后经友人介绍来诊。见其垂首不语，面王下赤，脉象滑数，两尺尤甚，舌苔黄腻，尖边赤绛，《经》云：女子在于面王下，为膀胱子宫之病。参以脉舌，当是湿热蕴于膀胱子宫之病因。问之曰：尔病淋带乎？答曰：然，先生何其神耶。遂将病源症状，和盘托出。乃用八正汤，去大黄，加土茯苓、土贝母、牛膝梢、两头尖、血珀屑、清宁丸。二剂后，小溲频数稍减，淋痛带下亦轻，惟溺时坠胀尚甚。再以前方去山栀、木通、两头尖、血珀屑、清宁丸，加升麻、香附、乌药、益智仁。三剂后，坠胀大减，淋痛已止。仍守原方出入，嘱其暂忌房帏，必可痊愈。三月后，其母患病，偕来就诊，询及旧恙，果已霍然。

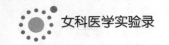

3. 热入血室治验

通安桥赵氏妇，月经适来，感寒即止，寒热往来，头目眩胀，骨节酸楚，胸次痞闷，两胁疼痛如刺，少腹硬痛拒按，舌苔白而微黄，舌质红而带黯，面色微青，脉象弦数。王师先用小柴胡汤去人参，加荆芥炭、白蒺藜、西秦艽、京赤芍、桃仁泥、藏红花、旋覆花、橘皮络，服后寒热即减，表证均轻，惟少腹硬痛尚甚，二便均不通利，心神烦躁，有如狂状。乃再用桃仁承气汤去桂枝，加肉桂心、当归尾、京赤芍、藏红花、旋覆花、橘皮络、制香附、金铃子、玄胡索，服后泻下黑粪，诸恙顿瘳，惟胸次不畅，纳谷不旺。乃与理气和荣药调理而安。

门人德箴谨按：此证先用小柴胡汤，后用桃仁承气汤，夫热入血室用小柴胡汤，仲师已有明文矣，但用桃仁承气汤者，何耶？盖仲师之所谓热结膀胱者，亦即热入血室之互词也。《伤寒论》曰：太阳病不解，热结膀胱，其人如狂……外解已，但少腹急结者，宜桃仁承气汤。此即热入血室之瘀血停积证也。不然，膀胱为蓄尿之所，热结膀胱，只须用五苓散等通其小便，何必用桃仁承气汤下其瘀血乎。王师研究仲景之书，深有心得，故能应用其方而取效也。

4. 血崩吐血治验

失血一证，本有禁用人参之例，盖人参功能兴奋神经及增进血压。神经兴奋，则血行必速；血压增进，则血易妄行，实有使失血加重之害也。惟古人又有血脱益气及补气摄血之法，常用人参以挽救垂绝之血证，此何故耶？盖血脱益气者，乃指大脱血之后，全身失养，机能衰竭，细胞涣散，势将虚脱，则当重用人参以挽救之。补气摄血者，乃指大病之后，或年高之人神经已虚，固摄无权，骤患失血，毫无热证，则亦当用人参以补摄之。除此二例之外，决不可妄投人参也。如乌龙巷口顾姓妇人，初患吐血，曾经王师用祛瘀凉血药治之，病已略减，邻妇谓吐血为虚，宜服人参，适有家藏参末，遂吞服之，忽觉血冒如涌，经冲如崩。举家惊惶，急请王师往诊。诊其脉象，弦数而乱；望其面色，戴阳而紫；问其病状，头晕目花；察其呼吸，气短而急。师曰：此乃误服人参，增进血压，血液妄行所致。遂与鲜生地、清阿胶、左牡蛎、花龙骨、灵磁石、龟板炭、侧柏炭、鲜竹茹、嫩白薇、女贞子、墨旱莲、参三七、鲜藕汁，一服血减，两服血止。后与调补而痊愈。然则，由是观之，血证误服人参，确有大害。召司命之责者，可不以此案为炯戒乎。

5. 惊恐血崩治验

本城东花桥巷潘经耜先生之如夫人，因旅居沪渎，值暴日肇战，骤闻炮声轰烈，人声鼎沸，惊恐非常，即欲返苏。惟铁道已被炸毁，火车已不通行，只得乘轮船而返矣。讵意船至中途，因机坏而连停两天，因食尽而受饿竟日，以致到苏之后，骤患大病。始则大笑不止，继则血崩不已。迭延中西名医诊治，笑虽止而崩更甚，且头眩目瞀，心悸腰酸，乍寒乍热，不食不眠，病日危矣。幸得打线巷潘梅荪先生，介绍王师往诊。诊得脉象弦促，促乃神经衰弱中之虚性兴奋，兴奋则血流过速，而易于妄行；弦乃血液失亡时之神经紧张，紧张则血管变硬，而易于破裂。如此

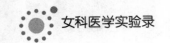

脉象，大有暴崩虚脱之虑。惟是医为仁术，义难坐观，辗转思维，冀图挽救。因思《内经》曰：惊则气乱，恐则气下。夫气乱者，当镇静之；气下者，当固涩之。遂用龙骨、龙齿、牡蛎、龟板、茯神、枣仁、远志、甘草、白芍、沙苑、地榆、棕炭、藕节炭、震灵丹。一剂知，两剂已，即能来寓复诊。再宗前意调补而愈。

6. 气郁血崩治验

衢道观前许姓妇人，始则经期屡愆，继则经愆三月，忽患血崩，崩下成块，且患脘痛，痛势甚剧。医用止痛止崩药，不效，急延王师往诊。脉象弦涩，舌质淡紫，断为气郁而血液不循常道，血瘀而新血不得归经。用制香附、广郁金、荆芥炭、旋覆花、瓦楞壳、仙半夏、陈广皮、春砂仁、沉香曲、炒丹参、炒归身、参三七、炒藕节、失笑散。一剂知，两剂已。门人德箴，喜其取效之甚速也，故特濡笔以志之。

7. 经闭咳嗽治验

横泾陈月庵夫人，感冒风寒，咳嗽多痰。医以滋阴补肺药治之。两剂而愈，旬余又发，又进两剂，咳嗽亦减，但从此干咳无痰，音哑不扬，渐至形瘦潮热，纳少经闭。复请前医诊治，曰：阴虚已甚，恐难完璧。投以大补之药，如人参、沙参、生地、熟地、阿胶、麦冬等类，无不重用。非特无效，反觉增病，痰鸣气逆，不能平卧，胸满腹胀，不能多食，大便溏泄，小溲涩少。易医诊治，亦无应效。嗣闻王师医名，卖棹来诊。望其面色黧黑，舌质青紫；诊其脉象滑大，重按有力。师曰：此因伤风误补而成者也，幸得脉证相符，尚可挽救。乃与炒荆芥、炒防风祛其风，半夏、橘红化其痰，杏仁、旋覆顺其气，厚朴、槟榔消其胀，莱菔子解其补药，炒枳壳消其壅滞，茯苓、通草通小便而止溏泄，干姜、甘草健脾胃以资生化。连服二剂，喘平咳减，胀消食增。再以前方去槟榔、厚朴、莱菔子，加川贝、远志、合欢皮。又服两剂，咳嗽大减，诸恙均瘥。乃用旋覆花、嫩前胡、苦杏仁、川贝母、云茯苓、远志肉、炙甘草、广橘红、仙半夏、炙款冬、冬瓜子、合欢皮、止嗽散。服至八剂，咳嗽已愈。乃再与调理脾胃、益血和荣之药，为丸服之。逾月而经通体健矣。

8. 经闭腹胀治验

庙堂巷钱姓女，年十八岁，夏月多食西瓜，始觉腹痛，继觉有块。逾三月，腹笥渐大，经水亦停。日进祛瘀通经之药，渐至形瘦肉脱，卧床不起。举家怆惶，已备后事矣。幸其病者之姑母，因病来诊，谈及渠病，王师认为可治，姑往一诊以试之。诊其脉象弦迟，望其舌苔白腻，按其腹部，膨大如鼓，轻击之咚咚有声，重按之隐隐作痛。知其病在气分而不在血分，乃气臌而非血臌也。血臌初起，月经必闭，气臌初起，月经时下。此证经闭于三月之后，乃因气病而累及血分，固不可误认为血臌而妄用祛瘀通经之药也。夫治病之道，贵治其本。此病起于多食西瓜，伤伐阳气，阳气既虚，湿浊不化，故致凝聚而为鼓胀。必须助阳气而化湿浊，方有可愈之望。乃用附子、肉桂、干姜等药助其阳气，苍术、厚朴、陈皮等药化其湿浊。服一剂，腹中微响，腹

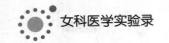

胀略轻。服两剂，腹中雷鸣，腹胀顿消。后与调补之药，形肉渐复，月经亦通，迄已康健如常矣。

9. 经期呃逆治验

左邻周锦记戏巾铺小主妇，经期忽患呃逆，医用丁香柿蒂汤合旋覆代赭石汤加味，无效，求王师诊。望其舌苔，黄腻而厚；闻其呃声，连续而高；问其兼症，腹满便闭；诊其脉象，滑数有力。师曰：此乃宿食积于肠胃，浊气不得下达，上迫于横膈膜，横膈膜起挛痉而为呃逆也。夫今所谓呃逆者，即古之所谓哕也。《内经》云：哕，以草刺鼻，令嚏而已。《金匮》云：哕而腹满，视其前后，知何部不利，利之即愈。乃即遵照《内经》《金匮》之法，令用通关散闻鼻以取嚏，并用小承气汤下之，日晡进治，黄昏即愈。翌日来诊，仅觉腹部略有不舒，月经来而太多。乃再与调理之药，连服两剂即得康健。

10. 经期咽痛治验

包衙前方菊生夫人，素体肥盛，且多痰湿，偶患咽痛，适值经期，求治于医。初用桑丹、黄连清之，经水即止。继用大黄、枳实下之，忽然晕厥。急请慎师往诊。诊其六脉沉伏，抚其四肢冰冷。师曰：此因阳虚之体，误服寒下之药，阳气暴脱，神经衰弱，虽有仙丹，恐难挽救，惟有先灸气海、关元，冀其苏醒，方可进药。乃用熟艾引火灸之，连灸数壮，始得渐苏。再与四逆汤煎服之，厥回脉起，乃获再生，且咽痛已愈，经行亦爽矣。由此可见，咽痛一症，未可概投凉药，且中医灸法，实可补汤药之不

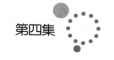

及。吾侪学者，亟宜深加研究也。

11. 痛经寒热治验

德安里汤鹏程夫人，每逢经期，必发寒热，腹胀疼痛，胸闷泛恶，已延四年有余矣。一医与以四物汤加青蒿、黄芩、地骨皮等药，寒热反盛，腹痛益剧，甚致痛极而厥，神识不清。急延王师往诊，时已夜间九时矣。望其舌苔薄白而腻，诊其脉象弦细而涩。因问鹏程曰：尊夫人贵恙，起于悲思抑郁乎？曰：然，因殇子而起也。遂与香附、紫苏、柴胡、赤芍、茯神、枳壳、陈皮、半夏、肉桂、沉香、玄胡、郁金、石菖蒲、失笑散，煎服之后，腹痛大减，昏厥亦瘥。次日复诊，再以前方去肉桂、沉香、石菖蒲，加荆芥、砂仁、沉香曲，连服两剂，诸恙顿瘥。逾月又来就诊，谓经来腹痛已止，寒热亦愈，但觉胸腹略有不舒之状，恳拟丸方，以除病根。乃宗前意拟订，彼即欣然受方而去。

12. 痛经不孕治验

濂溪坊王永康夫人，夙撄痛经，多年不孕。历请名医，终未获效，嗣求王师诊治。投以制香附、全当归、大川芎、紫丹参、赤茯苓、陈广皮、仙半夏、单桃仁、杜红花、川牛膝、川泽兰、玄胡索、紫石英、沉降香。逾四月，经不来，形寒头眩，胸闷纳少，恐系患病，复来就诊。诊其六脉细滑，左尺动甚，曰：孕已三月矣。问：男耶？女耶？曰：男也。惟素体血虚，脉见细象，恐其血不养胎，有小产之虞，务宜谨慎调治，以防不测。乃先与老苏梗、春砂仁、陈广皮、姜竹茹等理气和胃而止呕，白归身、

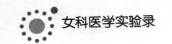

炒白芍、焦白术、云白苓等健脾补血以安胎，再与千金保孕丸常
服之。果得十月满足，产下男孩。弥月汤饼之会，永康举樽而对
王师曰：今日之乐，乃先生之所赐也。其欣喜之状，诚有不可言
喻者也。

13. 小产不孕治验

上海中央银行徐壬麟先生之夫人，结缡多年，屡患小产，且
因小产之后，迭患诸恙，头目眩晕，口舌碎痛，脐腹膨胀，腑行
泄泻，带下连绵，经期不准，因来求治于王师。诊得脉象弦迟，
望得舌色光剥。据述迭请诸医诊治，咸谓舌色光剥则治宜滋润，
大便泄泻则治宜温燥，用药极难，治愈不易，故致久而不愈也。
师曰：此证之舌光者，乃因泄泻已久，津液不得上乘耳，若泄泻
一止，则舌光亦愈，请释虑焉。遂用理中汤，加木香、砂仁、牡
蛎、泽泻、车前、通草、谷芽、麦芽、陈皮、荷叶，连服两剂，
病果减轻。再以前方加减，遂获痊愈。次年得生一子，合家均极
欣喜矣。

14. 孕妇子痫治验

严衙前顾竹庵夫人，怀麟九月，患子痫证，咳逆头痛，瞀闷
呕恶，甚则昏厥，面浮肢肿，大便不通，小溲涩少，曾见腹痛欲
产之象。迭延诸医诊治，均用羚羊角散加减，浮肿虽轻，昏厥时
作。幸赖名医艾步蟾先生介绍王师往诊。师曰：此系胎病累母，
必须胎下始安，否则不能为也矣。盖胎儿之血液循环，系由母体
之鲜红动血，由胎静脉输入于胎，营其新陈代谢之功能，于是吸

取养料，排除废物，成为紫暗之静血，由胎动脉复还于母体，从大静脉而入心，经肺动脉以入肺，呼碳吸氧，复变鲜红之血，如此周而复始，无有止时。是则孕母以一体之脏器，行二体之工作。若其胎体之废物较少，母体之工作强健，则尚能安然无恙。倘其胎体之废物过多，母体之工作衰弱，必与酿成疾病矣。如此证之发生，亦必因胎儿之组织异常，排泄之废物过多，初时尚不发觉，厥后愈积愈多，废物变为毒质，一身尽蒙其害，在肺则为咳逆，在心则为瞀闷，在胃则为呕恶，甚则刺激于脑神经而为头痛，再甚则神经麻痹而为昏厥。且九月重身，胎儿已大，前压膀胱则溲少，后碍直肠则便闭，二便既不通，废物更乏出路，故致病势日重，昏厥日作也。夫治病之道，必须求其所因，伏其所主。此病之原因，既在于胎，则下去其胎，实即为此病之根本疗法。况日前已见腹痛欲产之象，胡不乘势下之。当此胎儿已大之时，下胎之后，母子均尚可活，倘再姑息养奸，任其屡次发厥，深恐母子两命，俱难保矣。病家深信王师言，但问下胎之后，母命可保全乎。师曰：只须用稳当下胎之法，必可使产母安全，请弗虑焉。何谓稳当下胎之法。盖不用毒药堕胎，不与峻药破血，惟服催生之药，使其早日产下耳。遂用滑胎饮，加旋覆、代赭、沉香、枳壳、茯神、半夏、贝母、莱菔子、橘皮络、石决明等。一剂而呕吐咳逆大减，头痛晕厥亦轻，再剂而胎胞俱下，子母俱安，从此诸恙霍然矣。后因偶感风寒，小有寒热，复请王师治愈，故知前恙已痊。

门人元生谨按：王师用催生药下胎以愈子痫，可谓奇妙之至矣。尝见治子痫者，仅知用羚角、牡蛎、紫贝、茯神等药，治而病势不退，束手无策矣；下胞胎者，只知用红花、牛膝、棱、莪

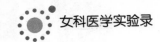

等药，因而血崩晕厥，不知顾问矣。呜呼，数千年来，因此而死亡者，不知几千人矣，岂不深可悯哉。今得王师发明此法，既使吾侪学者，得以遵循斯法，亦使后世妇人，得以减少枉死，诚大幸也。故特谨将此证之病理，及治疗之原理，详述如上。

15. 孕妇腹痛治验

横马路陈姓妇，经水三月不行，脘腹胀痛甚剧。一医误断为经闭，作癥瘕治之，几濒危矣。来寓就诊，六脉滑利，两关尤甚。师曰：此孕兆也。病人曰：余已生过四胎，自知非孕。师曰：受孕征象，各不相同，迩因年近四旬，血液渐衰，既须自顾其身，又欲兼养其胎，荣养不足，肝气亢逆，故致脘腹胀痛也。遂与四物汤加香附、乌药、陈皮、砂仁、沉香、茯神、甘草、佛手、桑寄生等药，一剂服后，腹痛略减，以手按腹，胎已微动。翌日来诊，曰：先生脉理，真高明也。再以前法加减服之，至冬，果举一雄。产后因患牙痛来诊，故知之。

16. 堕胎中毒治验

呜呼！世道不古，人心险恶。常见有稳婆用毒药以堕胎者，既使胎儿早殇，又累产母受病，甚有胎未下而母体大伤，或有非受孕而误进堕药，遽使产母大受痛苦，甚至死亡。余见甚多，岂不深可哀哉。如猪行河头张姓妇人，经停二月，误为受孕，请稳婆堕胎。用药条置入子宫，一周时后，骤然血下甚多，观之并无块下，即形寒发热，呕恶泄泻，胸闷腹痛，头目眩晕，似欲昏厥，病势甚危，即邀王师诊疗。知系堕胎中毒所致，勉拟一方，用大黑豆、荆芥炭、白扁豆、生甘草、旋覆花、春砂仁、沉香片、制香附、赤茯苓、炒枳壳、仙半夏、橘皮络、陈佛手之类。翌日复请往诊，据云服药之后，血下渐止，吐泻亦瘥，头眩寒热、胸闷腹痛等症，均已轻减。仍守前法去荆芥炭、大黑豆、沉香片，加广郁金、玄胡索、广藿梗、鲜荷叶，服二剂后，诸恙均已痊愈，而身体亦复原矣。然此证幸遇王师，竭力挽救，得庆更生，否则此人之生命，又伤于稳婆之手，实可痛恨也。

17. 早产急症治验

大石头卷许菊甫先生之令媳，怀麟七月，漏红已久，忽然腰酸甚剧，腹痛阵作，谷道挺急，尿道坠胀，乃急延产科女西医。用腹诊听诊之后，云：势将早产，无法挽救矣。然病家以为胎未足月，遽尔早产，恐于母子有碍，急以电话托其令亲曹松乔先生，来请王师往诊。时已夜间八九点钟矣，遂即驱车而往。诊其脉象弦细而滑，舌苔薄白而腻。夫脉者，循环器之血管也，血虚无以充大脉管，则脉管缩紧而为细，血虚无以荣养血管，则血管变硬而为弦。舌者，消化器之表现也。脾虚不能资助消化，则水湿停留而为腻，肝郁不能制造胆汁，则黄色不现而为白。此脉象弦细，舌苔白腻之所由来也。据此论断，则此病之漏红，亦不外乎血虚肝郁、脾弱湿盛也。血虚则血管变硬而易破裂，故致漏红；脾虚则统摄无力而易堕下，故将早产；肝郁则血液之流行郁滞，而易腹痛；湿盛则肾脏之分泌障碍，而易腰酸；况胞胎居于腹中，胎系系于腰肾，胎儿将堕，腰腹必痛，是以腰酸甚剧，腹痛阵作也；且子宫前近尿道，后近肛门，今之谷

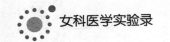

道挺急，尿道坠胀，盖即早产将下之症状也。病家问曰：胎能保乎？师曰：此证胎儿已将产下，病势已至极峰。若强用补涩之药，恐其愈补而湿愈盛，愈涩而气愈郁；若妄用催生之剂，恐其暴下而血暴脱，愈催而病愈急。拟用古方保产无忧散合佛手散加减，使其肝气之郁滞者得以宣通，血管之变硬者得以柔和，则破漏者可以弥补，病剧者可以缓和，或可有保全之望也。服药之后，果觉病势大减。再以前方出入，不多数剂，而胎安病瘳矣。如此濒危之症，得能挽回，亦云幸矣。然非有悬崖勒马之方，焉能回此一发千钧之症乎。

18. 产后湿温治验

观前街同仁和绸缎洋货号陈铭昌令室，产后三朝，陡觉形凛，且有自汗，头晕心悸，胸闷泛恶，精神疲倦，两目闭合。急延西医治疗，谓系心脏衰弱，打强心针，服强心药，病势不减，合家惶急。幸得该店之同事介绍，邀请王师往诊。望其面色油晦，舌苔厚腻，按其脉象濡滑，右关尤甚，闻其呼吸粗大，问其恶露如常。师曰：此系湿温初起之重症，非虚证也。形凛乃发热将来之预兆，自汗乃内热迫蒸之征象，头晕心悸为水湿上凌之症，神疲目合为痰湿蒙蔽之象。急宜芳香宣化，辛开苦降，用苍术皮、广藿梗、橘皮络、抱茯神、炒枳壳、仙半夏、旋覆花、苦杏仁、白蔻仁、炒苡仁、白通草、福泽泻、佛手柑，并谓病家曰，此药服后，必致发热，是属病机外达之佳象，弗虑可也。服后果觉形凛渐解，发热渐扬，胸闷略松，精神略振。再守前法加减，病势日轻，至七日而诸恙悉愈。

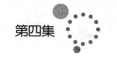

19. 产后冬温治验

宜兴财政局科长朱馨吾之夫人，产后三朝发热，略有咳嗽，自服生化汤、益母膏，益觉心胸烦闷、热势壮盛，头痛眩晕，神识模糊，入夜尤甚，急请王师拔晏往诊。脉象滑数，舌苔黄腻。师曰：此乃冬温误服温药之坏证，症势非轻，颇虑增变。姑拟栀子豉汤，加桔梗、枳壳、郁金、旋覆、陈皮、半夏、象贝、瓜蒌、茯神、灯心、佛手。煎服之后，即得安寐，寐后醒来，烦闷又剧。次日又请往诊，脉象转浮，目眦红润，知其病机渐向外达，有发出疹瘄之势。再以前方去栀子，加紫菀、牛蒡，并嘱病人曰：今日服药之后，夜间亦必烦躁，但此乃疹瘄外达之兆，请耐心勿虑可也。是夜始则烦躁，继则汗出，时而入寐，时而惊醒。翌晨启襟视之，则胸前红疹、白痦，俱已满布矣。午后又请往诊，据述胸闷烦躁等症，均已大减，惟咳嗽咯痰欠爽耳。乃再与紫菀、牛蒡、蝉衣、茯神、象贝、枳壳、橘络、瓜络、连翘、蒌皮、冬瓜子等，服此药后，颇得安寐，而诸恙亦均减矣。再往连诊两次，遂得霍然痊愈。

20. 产后风温治验

苏皖邮政管理局会计处主任顾子溪君之夫人，产后八朝，忽患风温，邀师往诊。恶寒发热，头痛咳嗽，胸闷呕恶，脐腹疼痛，恶露不多，腑行不通，脉象弦滑，苔腻微黄。脉症合参，知系太阳阳明为病，法当先解其表，用荆芥、前胡、苏梗、稽衣发汗解表，旋覆、杏仁、二陈、枳壳化痰和中。一服得汗，恶寒渐罢，头痛亦减，余症尚甚，腑行不通，此乃太阳之表证渐减，阳

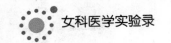

明之宿滞未下，遂以前方去荆芥、苏梗，加全瓜蒌、莱菔子。翌日大便得下，腹痛已止，惟阳明余热未清，发热轻而未退，咳嗽减而未愈，口渴心烦，苔黄脉数。再以栀子豉汤合桑菊饮加减，二剂之后，诸恙皆退。继因抑郁忧闷，引动肝气，以致病势略有反复，遂与平肝解郁、理气化痰之药，三四剂后，病乃告痊。后与调理而健。

门人德箴谨按：慎师治疗风温、湿温、春温、冬温等证，悉宗仲师伤寒六经之次第。如治此证，初则疏解太阳之表，继则导逐阳明之滞，再则清退阳明之热，无不应手而效。但此仅属数千万治愈案之一则耳。要之六淫治法，决不能越出伤寒六经之范围。后世所立风温、湿温等名称，不过因气候病状之不同而定也。如兼伤风咳嗽者，名曰风温；兼太阳湿证者，名曰湿温；病于春者名春温；病于夏者名暑温；病于秋者名秋温；病于冬者名冬温。试观叶天士、吴鞠通之书，虽分三焦，而用药实亦不离乎六经。上焦之治法，即宗于《伤寒论》太阳阳明篇；中焦之治法，即宗于《伤寒论》阳明太阴篇；下焦之治法，即少阴厥阴之证治也。其所以另创三焦之说者，乃欲别树赤帜，眩人耳目而已，反致后之学者，有望洋之叹，世之病者，有不治之痛。此予深为悲叹者也。故特附论于此，以就正于同道焉。

或问于师曰：此证兼患腹痛，而恶露不多，胡不用祛瘀之药乎？师曰：擒贼须擒王，治病须治要。若因瘀露停留而发寒热者，固当以祛瘀为主。但此证痛在脐腹，而不在少腹，乃食积也；恶露虽少，而日数已多，是血虚也；且有头痛咳嗽等表证，明系风温夹滞之症，安可误认为瘀血停留，而妄投祛瘀之药乎。况即使有瘀停留，亦因风温所致，解其风温，则瘀自下。倘若早投祛瘀

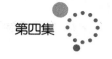

之药，必有反引病机转入血分之应，可不慎软。

21. 产后风湿治验

江苏高等法院庭长宋芷生令次媳，产后旬余，忽患风湿，形寒发热，头痛骨楚，两足痹痛，不能步履，舌苔白腻，脉象浮缓。用桂枝、秦艽、荆芥、当归、茯苓、苡仁、橘皮、橘络、牛膝、郁金、丝瓜络、桑寄生、嫩桑枝，一剂而寒热退，头痛轻。再诊去桂枝、荆芥，加附片、甘草，连服两剂，诸恙顿瘥。三诊与以调理之药，得以全治。

门人元生谨按：中医所谓风湿痹痛，即西医所谓偻麻质斯也。产后患斯证者，每难速愈，且有变成疯瘫之虑。今幸王师治愈，且得早复康健，实属大幸。故特记述如上焉。

22. 产后痹痛治验

娄门内大柳贞巷西医胡瑞珍女士之令嫂，去秋因类疟殆胎，产后恶露不下，瘀血散走血络，酿成痹痛重症。始则少腹两胯痹痛，继则腰髀两腿俱痛，甚至放温机能失职，体温不得外散，变为形寒发热，头胀眩晕，小便不利等症。医以为普通风湿之证，与以辛温发散之药，忽增右目红肿疼痛，胬肉突出如球，右脑掣痛颇甚，周身痹痛更剧，昼夜不得寐，饮食不得进，危险甚矣。复延中西名医并诊。中医谓为厥阳肝火上扰，投以羚羊角等清凉肝火。西医谓为神经过于兴奋，与以臭素剂等镇静神经。当日服后，痛果大减，次日不服，则痛如故。再以前法投之，却无大效矣。病家焦急万分，遍访名医诊治，幸得友人之介绍，始来邀请

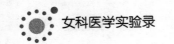

王师往诊。诊其脉象弦涩，望其舌苔紫黑，知是瘀血为祟。始因恶露不下，瘀血内留，阻于经络，刺激神经，故致两腿痹痛；继因辛温发散，瘀血上窜，阻于目系，发为炎肿，故致两目肿痛。医者不知攻去瘀血以除其本，只知镇静神经以治其标，故屡治而无效也。乃用琥珀、桃仁、茺蔚、泽兰祛其瘀，旋覆、郁金、橘红、丝瓜络通其络，牛膝、车前导血下行，乳香、没药行血止痛。一服之后，果下紫黑之恶露少许，而目肿头痛，以及周身痹痛等症，均已轻减。翌日再诊，复以前方重用祛瘀之药，服后瘀下又多，寒热渐退，目肿大减，痹痛亦瘥。再循前法加减进治，服至五六剂，诸恙已十去八九，惟纳谷不旺，大便不通。病人急欲通便，王师谓正气尚虚，未可遽下。奈渠性急而不肯耐守，遂请西医用手术通之，果然便虽下而正益虚矣。头晕耳鸣，头痛又作，心烦颧赤，心悸不寐，此乃神经之虚性兴奋，正是宜用镇静药剂之际。遂以石决、龙骨、龙齿、牡蛎、磁石等为主，牛膝、郁金、茺蔚、泽泻、茯神、旋覆、代赭为佐，一剂知，二剂已。后与调理而健，惟目痛已久，瞳子已伤，诸恙虽痊，一目已眇。迭经眼科专家医治，终已无法挽救，亦憾事也。

门人谈元生按：此证之痛处，散漫在头目周身，既似风湿，又类风热，谁知瘀血之为祟乎。此等证治，不难在用药，而难在辨证。若再误断为风热风湿，则此人之性命，必难保矣。尝问于师曰：先生何以知其病由瘀血乎？师曰：脉涩，舌紫，瘀血确据，且始于恶露不下，少腹疼痛，明是瘀血为病之证也。又问曰：近世论者，有谓产后瘀血无上冲之理，未知然否？师曰：此实未曾经验之故耳，试观此症用药半月，瘀下亦半月，而病始瘳，岂非确是瘀血之证乎。

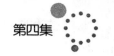

23. 产后厥逆治验

仲夏上浣天方破晓，赤轮未吐，妍霞相映，忽闻叩门声，启视之，乃东中市协大祥线店之学徒，因其杨姓主母有病，欲请王师拔早往诊焉。吾师尝谓救人之急，当如己事，治人之病，当如己病，当清晨晚间来邀诊者，必系急病，必须即往。故是晨一闻杨姓请诊，面未盥，口未漱，趋车即往。入其室，见病人面白如灰，肢冷如冰，腹痛欲绝，神昏欲厥，脉象沉涩，舌苔白腻。细问病情，据其夫云，昨系产后三朝，忽然形寒发热，遍体骨楚，四肢麻木，胸闷泛恶，腹痛甚剧，昨夜曾经痛厥，举家惊恐已极矣。师曰：恶露不通否？曰然。师曰：二便不通否？曰然。师曰：此证实由于体元本亏，神经衰弱，外则营卫之抵抗无权，风寒因而乘袭，故为形寒发热；内则子宫之缩复乏力，瘀露因而停留，故致少腹疼痛；且子宫前邻膀胱，后毗直肠，碍及直肠则便秘，阻及膀胱则溲涩；恶露既停，前后又闭，不通则痛，痛极则厥；且神经失其作用，体温不得四达，故致四肢冰冷麻木也。遂用肉桂、沉香兴奋神经而止痛，玄胡、郁金疏通血管而止痛，又以古拜散加藿梗疏其表，失效散加血珀、桃仁祛其瘀。一剂之后，恶露即下，二便亦通，寒热渐退，腹痛亦愈。翌日复请王师往诊，脉已复，肢已温，复与前方加减，二剂之后，即告痊愈。

门人王德箴谨按：尝读仲师《伤寒论》，有曰：诸四逆者，不可下之。今观此证，厥逆颇甚，何以先下其瘀而反见效耶。细究其故，乃知仲师所谓四逆不可下者，指少阴纯虚之证，不可妄投承气峻下之剂也。此证既非纯虚，用药亦不纯下，乃仿仲师四逆散之意耳。质之王师，王师云然。故附志之。

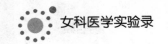

24. 产后肾泄治验

阊门内西中市永丰钱庄缪敬之之夫人，产后患五更泄泻，次数甚多，已延日久，复增口碎干渴，舌光苔剥。前医迭用石斛、洋参、扁豆、戊己丸等药，而病反剧，乃来求余诊治。视其精神惫倦，闻其言语轻微，诊其脉象沉细而迟。予曰：此肾泄也，当以温药治之，岂可以口舌碎痛而误投养阴清热之剂乎。因问病者曰：尔之小便清白乎？曰然。余曰：此乃肾脏虚寒之确据也。仲景曰：自利而渴者，属少阴也。虚故引水自救，小便白者，以下焦虚寒，不能制水，故令色白也。今尔泄泻而小便清白，口渴而口舌碎痛，正与仲景此条相同，岂非虚寒之证乎。良由产后失调，神经衰弱，肾脏之交感神经，不能分泌尿液，排除水分，肠腑之交感神经，不能振动肠壁，吸收水分，故致水液积于肠中，而成泄泻也。然何以不泻于平时，而泻于五更耶？盖以日间行动，则血脉畅流，尚能协助神经，以资消化；夜间静卧，则血行缓慢，不能协助神经，以资消化；且丑寅之时，外界温度减低，内脏神经益惫，故至五更而泄泻也。因泻已久，而津液专向下走，阳气不足，而津液不得上承，故口舌失濡润而为干渴，甚则口碎舌剥也。为今之计，急当甘温辛热之药，兴奋交感神经之中枢，以恢复肾之分泌，肠之吸收。庶几泄泻可止，而诸恙可瘳焉。遂用附子理中汤合四神丸，参入茯苓、车前等药，二剂之后，泄泻大减，干渴已瘥。投剂既效，仍守原法，乃令再服二剂，果然泄泻止而诸恙均愈矣。惟其中枢之神经，虽得渐强，而末梢之神经，尚嫌不足，以致静脉血归流障碍，小血管内血压增加，而血中之水分渗漏于肌肉皮肤间，变为遍体肿胀。乃仍守前意，用附子理中汤合五皮饮，加芪皮、姜皮等药，兴奋神经，而行表分之水液。数剂之后，肿胀即退。再与四君子汤合金匮肾气丸加减，调理而健。敬之伉俪，欣感异常，每遇亲友，莫不竭力揄扬，谓王慎轩之诊病用药，诚可称为神医、仙医也。然余非神非仙，何克当此，不过余临证之际，必须详细诊断，力求精确，决不肯稍有疏忽，故能用药中肯而已。

25. 产后便闭治验

《金匮》云：产后有三病，一者病痉，二者病郁冒，三者大便难。是则大便秘者，实为产后三大病之一也。且产后之病，泰半属虚，通便峻药，殊难妄投。尝见王师治产后便秘，每用当归、苁蓉、元参、麦冬、阿胶、麻仁、瓜蒌等药，养血润肠，无不获效。惟治唯亭一妇人产后便闭，头眩呕吐，胸闷腹胀，舌苔白腻，脉象弦迟，用旋覆、代赭、半夏、苏子、杏仁、枳壳、槟榔、莱菔子等药治愈。又治舒巷李姓妇，产后便闭，潮热谵语，腹硬而痛，舌苔垢黄，脉象滑数，用小承气汤而愈。然均系详察脉症，谨慎处方，未有妄投攻下而误人者也。

26. 乳汁不通治验

曹家巷汪姓妇，产后乳汁不通，自服猪蹄汤，反增胸闷呕恶，乳房胀痛，求治于王师。用旋覆花、川贝母、青橘叶、橘红络、仙半夏、赤茯苓、白通草、丝瓜络、合欢皮、制香附、沉香曲、钟乳石、王不留行，一剂而乳通，再剂而乳多。或问于师曰：此证服猪蹄汤，而病反增剧，服理气化痰药，而病反痊愈，此何

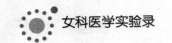

故耶？曰：治病之道，当分虚实，虚则补之，实则泻之，此岐黄之所垂训者也。虚而乳汁不通者，固当用猪蹄汤以补益之，实而乳汁不通者，安可概投补益乎。是证舌苔白腻，白为痰多，腻属湿阻；脉象弦滑，弦为肝旺，滑属痰湿，是其乳汁之所以不通者，实因肝郁气滞，痰多湿阻，以致乳腺不得流通耳。故用理气解郁、化痰利湿之药，即能获效也。

27. 乳痈肿痛治验

西海岛郑磻溪夫人，产甫弥月，忽患乳痈，焮红漫肿，坚硬疼痛，憎寒壮热，头痛目眩，胸闷泛恶，脘痞腹胀，夜卧不安，腑行不通。延外科医，用生地、黄连等药，胸脘痞闷益甚，乃请王师往诊。诊其脉象，浮弦而滑，望其舌苔，白腻微黄。用银柴胡、青防风、炒荆芥、老苏梗、炙僵蚕、大贝母、全瓜蒌、制乳香、川郁金、旋覆花、仙半夏、炒枳壳、橘红络、青橘叶，一剂而寒热已减，肿痛略轻，再剂而寒热已退，乳痈渐消。再以前方加减，连服数剂，即得痊愈。

28. 老妇类中治验

辛未夏月，王师正在门诊繁忙之际，忽有东中市品胜馆之小主人，来请拔早出诊，谓主妇年已六旬有余，初觉头晕肢麻，今晨忽然昏厥，务请速往救之。王师立即趋车往诊，德箴随焉。入其室，但见阖家惶恐，大哭小呼，病者合目僵卧，不省人事，口眼歪斜，四肢抽搐，喉间痰声如锯，形体硕大而肥，脉象弦滑而数，舌苔垢腻而厚。家人以为急痧证。师曰：此乃类中风证，缘

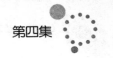

于年高而阴虚阳亢，体丰而湿盛痰多。阳即神经之兴奋太过，痰
即病理之分泌亢进。阳旺则血液之流行增速，脑部之充血过甚，
血管破裂，脑筋模糊，此为昏厥之第一原因。痰多则淋巴之流行
慢缓，心包之积液太多，心窍阻塞，神经蒙蔽，此为昏厥之第二
原因。其始觉头眩肢麻者，亦即脑神经有病之征兆，倘早治疗，
必不至此。为今之计，急宜镇静神经以降血，清化痰热以开窍。
遂用羚羊、石决、贝齿、珠粉镇静其神经，旋覆、代赭、牛膝、
石英镇降其血压，以猴枣、竹沥、胆星清化其痰热，以郁金、菖
蒲开宣其心窍。一剂之后，上得吐出痰涎，下得泻出黑粪，于是
神识略清，痰鸣亦平，脉象稍和，苔亦渐化。仍宗前意加减，翌
日神识已清，夜卧亦安，诸恙均得减轻，已能来寓就诊。遂与调
理之药，连服数日，即健饭如常矣。德箴喜其收效之捷也，故于
侍诊之余，濡笔记之。

29. 老妇昏迷治验

　　常州中国银行陈奎俊先生之令堂，年逾知命，体属阳虚，
加以家事纷纭，操劳过度，脾阳受伤，水谷难化，不为精微，
悉成湿痰。复感时令湿邪，弥漫中上二焦，以致神识昏迷，言
语模糊，面色暗淡，筋力衰竭，两足飘飘然、漾漾然，如在云
雾之中，形寒形热，头胀头晕，胸闷泛恶，痰多纳少，腑气不
通，小溲亦少，舌苔薄腻，脉象濡细。欲攻其邪，唯恐正气不
支，将有虚脱之忧；欲扶其正，又虑湿邪不化，则有闭厥之虞。
当此危急存亡之时，又属攻补难施之际，幸赖慎师诊治，用参
须、术皮、苡仁、茯神、远志、郁金、菖蒲、藿佩、半贝、陈

皮、通草，嘱令温服一剂，以取微汗。明日复诊，据云：服药之后，果得微汗，寒热稍退，神识已清，惟不更衣者，已达旬日。因以前去参、术、菖蒲、藿、佩，加瓜蒌、杏仁、枳壳、旋覆、滑石等品，服一剂，腑气已通，寒热亦退，诸恙均轻，惟正气未充，筋力尚疲，胃气未复，纳谷不旺。复以四君子汤加味，调理数剂而瘳。

门人元生谨按：此证神识昏迷，腑行不通，颇似阳明实热之证，应用承气攻下之法。不知此乃阳气衰微，湿邪蒙蔽，误投攻下，必致不救。盖中医之所谓阳气虚也，即西医之所谓神经衰也。神经衰弱，则知觉之感触迟钝，故致神识昏迷；肠胃之蠕动无力，故致大便不通。必须用辛甘温和之药，奋其神经，强健其作用，庶几神经灵敏而神昏可愈，肠胃蠕动而大便可通也。若投攻下之药，适犯虚虚之戒，必致神经衰竭，正气虚脱，尚有再生之望乎。王师诊断精确，用药妥切，故能救活此人也。元生钦佩之余，因特濡笔记之，以备来日之参考。

30. 歌女发狂治验

歌女月英，偶遭时疾，乍寒乍热，口淡乏味，自认为虚，误服人参，烦躁壮热，神昏谵语。王师往诊，正在发狂，夺门欲出，举步如舞。强执其手，立诊其脉，脉象滑数，举按有力，舌苔黄腻，中后尤甚。知系实热，当予攻下，大黄为主，菔子为佐，二味煎服，即得安眠，诘旦便通，诸恙顿瘥。濡笔记之，以期不忘。

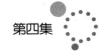

31. 老妇烂喉治验

慕家花园徐姓老妇，年逾耳顺，忽患咽痛，两旁红肿，内关白腐。请医诊断，谓系白喉。惟服药数剂，反觉增剧，已延八日矣。遂由门人杨家乐女士介绍，邀请往诊。先阅前医所拟之方，纯系养阴清肺之药，若是虚证，必能见效，何致反加剧耶。乃详询病情，据述始觉形寒，继则发热，咳嗽痰多，胸闷纳少，夜卧不安，大便不畅，诊其脉象浮滑，望其舌苔白腻。脉症参合，详细研究，始恍然悟曰：此非阴虚火旺之白喉，乃风热郁闭之烂喉证也。急宜仿《内经》火郁发之、结者散之之意，辛凉疏解，尚可挽救，倘再拘执白喉忌表抉微之法，阴腻清滋，郁遏留恋，势必血凝毒滞，病益深而命益危矣。遂用薄荷、牛蒡、荆芥、前胡、桔梗、甘草、马勃、射干、连翘、赤芍、僵蚕、土贝、挂金灯、藏青果，一剂服后，即得汗泄，咽痛大减，白腐亦化，发热渐退，咳嗽亦轻，惟年老体弱，头眩耳鸣。仍宗前法去荆芥、薄荷，加白蒺藜、穭豆衣，连服两剂，即愈。

32. 少妇肺炎治验

大柳贞巷西医胡瑞珍女士之令嫂，去年产后大病，经慎师治愈后，今秋又患肺炎。初起咽喉疼痛，乳蛾红肿，先延专科医士诊治，投以清凉之药，顿觉痊愈。不意喉头之炎肿甫解，而肺管之炎症又起，骤致咳嗽甚剧，痰鸣气逆，夜不得卧，胃不思纳，形寒发热，头眩胀痛，脘痞胁胀，胸闷刺痛，腑行秘结，小溲短赤。急来请师往诊。脉象浮弦而滑，舌苔厚白而腻。细审症状，参合色脉，知系外受风寒之刺激，而体温不得放散于外，故现表

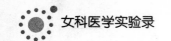

证之形寒发热；内因高温之蕴积，而碳气不及呼出于外，而为肺炎之胸闷刺痛；肺叶起炎，分泌亢进，肺部神经，受多量分泌物之刺激，即起反抗之作用，故致咳嗽气逆也。炎热熏蒸，头部因而充血，故致头眩胀痛也；肺叶之下，心胃肝脏居之，肺炎既甚，必被累及，累及于胃，则为脘痞，盖以脘为胃之位也；累及于肝，则为胁胀，盖以胁为肝之部也；累及于心，则为夜不得卧，盖以心藏神，神不得安故也；肺炎于上，津涸不下，故为便秘溲短也。遂用三子养亲汤，加竹沥、葶苈泻其痰，旋覆代赭汤去人参、大枣降其气，佐以半夏、秫米安其心神，桑叶、瓜络退其肺炎，一剂以后，病减大半。次日往诊，仍以前方加减，连诊四次，即得渐愈。后与膏方调补，遂复康健矣。

33. 室女咳嗽治验

学士街周冲士先生之令嫒，年十四岁，客腊咳嗽月余，形肉骤瘦。历经数医诊治，咸谓已成虚劳，或进养阴清肺之剂，或投化痰止嗽之药，非特无效，反觉增病。其母忧急颇甚，乃来王师诊治。细审脉症，并非虚劳。盖其脉弦细而滑，不似虚劳之细数，舌苔白腻微黄，不似虚劳之光剥，且形寒形热，头胀头晕，胸闷纳少，腹痛便垢，一派风邪痰滞互阻之实证，岂可以咳嗽形瘦而遽认为虚劳乎。遂用香苏饮合杏苏散，加减治之，一剂服后，即得汗泄，白痦随之而出，寒热随之而减。更以前方加紫菀、牛蒡进治，翌日晶痦满布，发热大减，咳嗽较爽，胸闷亦松。再服原方一剂，白痦渐回，咳嗽亦减，惟余热未清，宿滞未下，腑气不通，腹痛时作。遂用小承气汤微下之，服后大便即

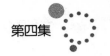

通，惟时而形寒，时而形热，知其荣卫未和。遂以桂枝汤微和之，寒热乃退，诸恙均瘥。调理旬余，即健饭如常矣。或问曰：如此形瘦咳嗽之症，先生反进汗下而全治，此何故耶？师曰：病有虚实之不同，治有攻补之悬殊，贵乎辨证审治，庶能药到病除。此证虽似虚劳之状，但脉不细数，舌不光剥，形虽瘦而大肉未脱，色虽痿而神光未散，况有寒热腹痛等实证，故可汗之下之而愈也。不然，再投清养，仍进止涩，虽非虚劳，亦必陷入劳途，尚有回生之望乎。

34. 少妇咳血治验

阊门内吊桥堍元元帽庄小主妇冷浦氏，素体瘦弱，常患小恙。今春咳嗽吐血，昼夜不得安宁。医视体虚吐血，误投滋补，遂增气喘不能平卧，胸闷不能饮食，形寒形热，头胀头眩，形体更见羸瘦，筋力顿觉衰惫。咸谓已成肺劳，恐难完璧矣。其母仅此一女，焦急万分，访知王师善治肺劳，特来乞诊。脉象左弦右涩，舌苔黄腻㿠白。药用紫菀、白前、前胡、牛蒡、杏仁、象贝、竹茹、茜草、侧柏、射干、郁金、枇杷叶、仙鹤草，两进而血止嗽减，诸恙均轻。改方去茜草、侧柏、牛蒡，加茯苓、橘红、生草。三易方而病如失，诚幸矣哉。

受业德箴谨按：治血证之法，必须求其所因，伏其所主。如因于风者祛其风，因于寒者散其寒，因于热者清其热……断不可一见虚弱，便用滋补，一见失血，即投清凉。如此证之风邪外袭，变成血证，前医不察病情，误用滋补，故致增病。王师审知病原，改投疏解，故得治愈。然此证幸服滋补而即增病象，故尚

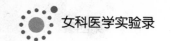

能即请王师而挽救。更有服滋补而不见增病者，惟愈滋而病根愈深，愈补而身体愈瘦，遂成扁鹊难医之证，且由病而瘦，由瘦而死，人皆认为虚死，而不知为补死。死而不悟，良可叹也。德箴因鉴误药而死者甚多，故特附书于此，俾医家、病家知所警戒焉。

35. 老妇咳喘治验

本城古市巷中医叶伯良先生之令姑母，年逾花甲，素患痰饮，时而咳喘，时而呕吐。去年仲冬，因事赴乡，烦劳过度，忽然咳嗽气喘大作，夜不得卧，食不得下。遂请王师赴乡诊治。诊得脉象弦迟，望得舌苔白腻，嗽痰稀薄，气喘痰鸣，胸闷泛恶，头眩心悸，四肢厥冷，小溲清长。脉症参合，知系神经虚弱，心力衰微，津停为湿，湿停为痰，痰饮泛滥于呼吸器官也。遂遵仲师温药和之之意，用苓桂术甘汤，加附子、干姜、五味、杏仁、厚朴、半夏、橘红、远志、鹅管石，一剂之后，咳喘大减，惟神经既虚，痰湿又盛，神明被其蒙蔽，言语略有错乱。仍于原方去附子，加医门黑锡丹，服后病势益觉轻减矣。继因在乡不便，即乘汽船来苏，路中复感风寒，咳嗽气喘又剧，且加形寒发热，头痛骨楚，神识昏迷，语言错乱，舌苔白腻，脉象浮弦。际此正虚邪实、危急存亡之秋，王师犹欲竭力挽救，勉用桂枝汤加化痰顺气之药进治。次日寒热虽减，喘咳未平，胸膺隐痛，精神萎靡。复请西医诊治，据云：此系肺炎重症，已属不治，暂用消炎之药，敷于胸膺，聊尽人事而已。因之再请王师往诊。细察脉症，知其外感之风寒渐解，内蕴之痰湿尚盛。遂以三子养亲汤合旋覆代赭

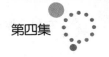

石汤、二陈汤，加姜汁、竹沥治之，明日咳喘渐平，精神较振。再以前方加减，服十余剂而病减七八。继以六君子汤加减，调理而愈。如此重症，得以全治，实属大幸也。

36. 室女胃癌治验

本城天后宫桥塊吴天顺木机作主之女，年已卅余，尚未出嫁，情志不遂，饮食不慎，致患脘痛腹胀之症，已延数年，今夏忽又增剧，按之坚如卵形，兼患形寒发热，胸闷呕吐，吐出之物，腥臭黏腻，黄中带紫，饮食不进，得食则呕，二便不利，便带黑血，脉象弦滑，舌苔白腻。知系肝旺气郁，血瘀痰凝，凝结而成胃癌也。胃癌虽系西医所定之名，但《内经》已有详论。《灵枢·百病始生》篇曰：厥气生足悗，悗生胫寒。胫寒则血脉凝涩，血脉凝涩则寒气上入于肠胃，入于肠胃则膜胀，膜胀则肠外之汁沫迫聚不得散，日以成积，率然食饮，则肠满；起居不节，用力过度，则络脉伤，阳络伤则血外溢，血外溢则衄血；阴络伤则血内溢，血内溢则后血；肠胃之络伤，则血溢于肠外；肠外有寒，汁沫与血相搏，则并合凝聚不得散，而积成矣。此与西医所论胃癌之理，相差无几也。惟中医之所谓肝气厥气，实系神经郁结之病。良由情志郁怒，神经郁结，肝脏之疏泄无权，胆汁之分泌不旺，消化机能因而阻滞，此饮食不进、二便不利之所由来也。神经郁结，则造温之机能不健，体温减低，则津血之流行不畅，津凝为痰，血聚为瘀，痰瘀互结，结成胃癌，而为胸闷呕恶，脘痛腹胀，此即《内经》所谓寒则血脉凝涩，寒气上入于肠胃，肠外之汁沫，聚而成积也。积聚日久，血管胀破，偶借外因，即致出血，故致疼痛益剧，而兼吐血、便血，但其出血不因于热，实因于瘀，故吐出色紫，而便下色黑也。且在内之津血，既不流通，则在外之荣卫，亦不调和，风寒易袭，体温难散，故致形寒发热也。乃用肉桂心刺激神经中枢，而流通在内之津血；炒荆芥刺激末梢神经，而驱散在外之风寒；枳壳增进消化器之作用；代赭镇静胃神经之亢逆；半夏、橘红、茯苓化其凝聚之痰；旋覆、新绛、三七消其郁积之瘀；香附、郁金解神经之郁而消积聚；瓦楞、牡蛎消胃中之癌而止疼痛。服药之后，诸恙均减。再以前方加减进治，竟获痊愈。考胃癌一症，西医尚无特效之治法，而中医多不知其病之所在，但称其症，不名其病。或因脘腹有块，则名癥瘕积聚，或因其呕吐不已，则名反胃膈气，且诿谓风劳臌膈，实病难医，以致学医之时，不知疾病之真相，行医之时，只知轻淡以塞责。此医道之所以日衰，而民命之所以多夭也。悲夫。

37. 老妇胃痉治验

首都公安局科长王雨亭之夫人，府居护龙街德安里。今年秋季，忽患胃痉，胃脘疼痛甚剧，如刺如绞，如钻如咬，上连肩胛，旁及胁肋，头痛眩晕，胸闷呕恶，甚则面色苍白，四肢厥冷，冷汗淋漓，神昏痉挛。举家惶恐，焦急万分，一面急以电报召雨亭回里，一面更以电话请王师往诊。脉象细小而乱，舌苔薄白而腻。师曰：此即西医所谓胃痉，亦名神经性胃痛也。《金匮》曰：腹中寒气，雷鸣切痛，胸胁逆满呕吐，附子粳米汤主之。即是症也，遂以附子粳米汤，加肉桂心、沉香片、琪楠香、旋覆

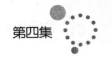

花、瓦楞壳、玄胡索、荜澄茄、良附丸，水煎一服，分四次徐徐服下。是夜呕吐即止，脘痛亦减，痉厥已愈，诸恙均减。次日再请复诊，隔日即能来诊。前后连诊三次，其病顿如失矣。雨亭应召回里，知其夫人病已痊愈，甚感王师之德云。

38. 妇人吐粪治验

曹胡徐巷钱铭文先生之夫人，素患便秘，常服西药。始尚服药能通，继则屡攻不下，甚致脘腹胀满疼痛，呕吐清稀粪汁。乃再延西医诊治，谓系肠管痈肿壅塞所致，宜赴博习医院剖腹割治之。病人因苦于疾病之呻吟，又恶吐粪之臭秽，急欲入院就割。惟其母痛哭再三，不许剖腹，因鉴于亲友剖割而死者，已有多人，深恐其女亦踏前车之覆辙耳。遂请王师往诊。脉象虚涩，舌苔薄白，面青唇白，肢冷汗出，大有虚脱之象矣。急与四逆汤加人参、陈皮，服后肢渐温，汗渐止，呕吐粪汁亦略减。次日复诊，脉搏较昨有力，再与大半夏汤，加旋覆、代赭、沉香、橘红、枳壳、全瓜蒌，吞服千金备急丸七厘。至夜间，腹中大响，泻下甚多，而呕吐粪汁顿止矣。此证幸遇吾师诊治，得庆更生。若就医院，如此虚体，奚堪刀割，安有复生之望哉。

39. 老妇重痢治验

时交秋令，患痢疾者甚众。王师治痢，颇奏奇效，虽极危笃之症，亦有回生之能。如阊门外臭马路福泰源麻线号小主人之岳母，年逾花甲，患噤口痢，请医治疗，病势益重，腹痛而急迫颇甚，下痢而次数甚多，胸闷呕恶，不能饮食，心悸惊惕，不得安卧，且时而恶寒，时而发热，脉象滑数，舌苔垢腻。《内经》曰：肠澼身热者死。又曰：人绝水谷者死。此证身热下痢而水谷不进，诚属至危之症矣。惟王师遵《伤寒论》之法。《论》曰：阳明少阳合病，必下痢，脉滑而数者，有宿食也，当下之，宜大承气汤。又曰：下痢不欲食者，此有宿食，当下之，宜大承气汤。此证适与此二条相合，但年高体虚之人，难任峻下之剂，姑仿其意，而用酒炒川军、荠菜花炭、苦桔梗、炒枳壳、莱菔子、沉香曲、杜霍梗、炒赤芍、半夏、陈皮、木香、砂仁、荷叶等药。一剂服后，寒热渐退，下痢略爽，腹痛较轻，余恙均减。再诊以前方略与加减，连服两剂，诸恙霍然。或问于王师曰：此证身热下痢，水谷不进，据《内经》所云，已属死证，何以今能治愈乎？师曰：岐黄时代，针刺为主，医理虽已昌明，汤药尚未进化，此病用针刺固属死证，用汤药实可救疗，试观仲景论治下痢，不以此为死证，盖已有汤药发明，足以治愈此证矣。是在后世学者，细心探讨，竭力研究，必求起死回生之术，方无滥竽素餐之愧。安可徒读死书，而不知深究乎哉。

40. 妇人阴挺治验

丹阳码头朱姓妇人，阴户突出一物，状如菌盖，彻夜不寐，一医以补中益气汤加减治之，痛益甚。乃求王师诊治。师曰：此系湿热为患，当内服龙胆泻肝汤泻其湿热，外用防风、蛇床子煎汤熏洗，消其炎肿。依法进治，果觉有效，痛痒大减，夜卧亦安，惟突出之物，虽减未消。乃再用蛇床子、乌梅，煎汤熏洗，并用猪油调白矾、藜芦末敷之，内服三茱丸，半月而愈。

　　长子南山谨按：阴挺一证，当分虚实。虚者由于神经衰弱，膣壁之张力虚惫，膣壁之末，垂于膣管之中，而向阴门下脱，其症不痛不痒，治宜补中益气汤为主；实者由于湿热下注，膣腔廷孔阴核炎肿，肿突于外，必痛必痒，治宜龙胆泻肝汤为主。两者虚实不同，补泻迥异，临证之时，切宜细辨。